任应秋医学丛书

伤寒论证治类诠

任应秋 著

刘晓峰 整理

任廷革 张帆 孙燕 协编

U0308814

中国中医药出版社

·北京·

图书在版编目（CIP）数据

伤寒论证治类诠 / 任应秋著；刘晓峰整理 .—北京：中国中医药
出版社，2019.5（2024.6重印）
（任应秋医学丛书）
ISBN 978 – 7 – 5132 – 5473 – 1

Ⅰ . ①伤⋯　　Ⅱ . ①任⋯　②刘⋯　　Ⅲ . ①《伤寒论》—研究
Ⅳ . ① R222.29

中国版本图书馆 CIP 数据核字（2019）第 025474 号

中国中医药出版社出版

北京经济技术开发区科创十三街 31 号院二区 8 号楼
邮政编码　100176
传真　010-64405721
廊坊市佳艺印务有限公司印刷
各地新华书店经销

开本 850 × 1168　1/32　印张 9.5　字数 207 千字
2019 年 5 月第 1 版　2024 年 6 月第 2 次印刷
书号　ISBN 978 – 7 – 5132 – 5473 – 1

定价　49.00 元
网址　www.cptcm.com

服 务 热 线　010-64405510
购 书 热 线　010-89535836
维 权 打 假　010-64405753

微信服务号　zgzyycbs
微商城网址　https://kdt.im/LIdUGr
官 方 微 博　http://e.weibo.com/cptcm
天猫旗舰店网址　https://zgzyycbs.tmall.com

如有印装质量问题请与本社出版部联系（010-64405510）

　　本书是任应秋先生继《伤寒论语译》后的新著，任应秋先生把《伤寒论》原条文全部撒散，按照辨证系统来分汇罗列，使读者便于学习《伤寒论》的辨证论治精神，并可结合临床具体应用。其中的112方，按照各方的组合性质来分类，并选出30味药，将每药在各方中的主要作用，予以分析归纳，这样，既可晓得古人组合方药之心法，又能了解方药随证变化加减的理由。本书分辨症状、类析治法，以及方药归纳的探讨，均清楚扼要。在每一类主题之后，并有提纲和复习题，尤便于学习者体会。由此，作为一般学习中医以及西医学习中医者的参考读物是比较适宜的。

任应秋（1914—1984）是著名的中医学家和中医教育家，一生论著等身，其学术研究涉及医史、文献、方药、医古文、中医基础理论、中医各家学说等诸多领域，特别是在《黄帝内经》《伤寒论》《金匮要略》等经典著作的研究方面，不论是研究方法，还是研究成果，对业界的影响都是历史性的。2015年1月，《任应秋医学全集》在中国中医药出版社出版，2017年此书获得第四届中国出版政府奖。《任应秋医学全集》全面展示了任应秋先生的学术思想、治学的方法和成果，但因价格较高、部头较大，普通读者不易购买阅读，为了弘扬优秀的中医文化，传承中医，满足广大普通读者的需求，现将任应秋先生的著作重新进行整理分类，陆续出版单行本。单行本之前均加了简单的整理说明，内容基本保持原貌，总名为《任应秋医学丛书》。

整理者

2019 年 1 月

序

　　我在编写完成的《金匮要略语译》序文里曾说：
"伤寒论，就是疾病总论，是泛指一切疾病辨证施治
的总则，或者叫作大纲。正因为它是总则和大纲，
所以无论什么疾病，都可以运用《伤寒论》的道理
来衡量它。"这是我对《伤寒论》的基本认识。

　　过去在上海时，有位著名的西医叫阮其煜，他
说："读仲景《伤寒论》，辨证特详，对于诊断，详
述其脉七表八里；对于病状，详述其发热、头痛、
汗出、恶寒等等；对于判证结局，详述其辨别生死
吉凶诸法；对于治疗，详述其汗下清和，固其本原
诸法。其不知者，以为中医仲景《伤寒论》一书，
范围甚小，仅论热病而已。其实医理显明，本末兼
赅，直可为内科各证之基础书，能熟读此书，方得
为中医内科之有根底者。否则，中医内科不以此书
入门者，仅得内科之皮毛，而不能精通其医理，故
仲景《伤寒》一书，实可改其名为中医内科全书。"

这位西医对《伤寒论》的认识是较为正确的，奈何现在中医界里还存在《伤寒论》治外感，《金匮要略》治内伤的说法。几年来，西医学习中医的工作开展后，有个别西医同志认为学习《伤寒论》不切合实际。这些说法，还是由于对《伤寒论》没有深刻认识的缘故。

《伤寒论》，是辨识疾病的方法论，内容是无所不包的。因此，学习《伤寒论》的要点，主要是抓住它辨识一切疾病的方法，而不一定在只字片言（当然亦不能否定某些只字片言的作用），或者一方一药。例如第66条说："发汗后，腹胀满者，厚朴生姜半夏甘草人参汤主之。"这个条文只有三句话，一二两句是辨证，后一句是施治。"腹胀满"是症，"发汗后"这句话就是在辨证。"腹"是脾胃的部位，发汗不当，往往会损阳伤津，发汗后而致腹胀满，是过汗而损伤了脾阳胃阴，因而脾胃不能健运而胀满，于是辨识出这种"腹满"是里虚证而不是里实证，所以用"厚朴生姜半夏甘草人参汤"来和脾阳、益胃阴。喻嘉言抓住了这方法，运用这个方子治泄后腹胀，效果很好；张石顽抓住这方法，用这个方子治胃虚呕逆、痞满不食，效果也很好。但是，他们都不是治的"发汗后，腹胀满者"。"发汗"在这里无非是指出脾胃受伤的原因，不管是否发汗，只要是脾胃伤的腹胀满，"厚朴生姜半夏甘草人参汤"一样发生良好的效用。

这样读《伤寒论》，这样学习《伤寒论》，才能发挥出其强大的作用。难怪日本人和田启十郎说："书名虽不过述伤寒一种，然其记载之诊候治则，以至一切药方用法，殆用之于万病无不适当，则

虽谓之一切疾病治法之规矩准绳可也。"(《医界之铁锥·后编》)

我在1955年编校宋本《伤寒论》一种，即是白文字的单论本，便于大家从原文去钻研，不受任何注家的限制；1955年写成《伤寒论语译》一种，目的在帮助大家进一步认识原文的涵义。现在为了大家的需要，又写成这本《伤寒论证治类诠》，想达到多数人都能掌握《伤寒论》辨证施治的法则。此书特把全部条文撒散，重行据证汇集，使读者能从各个不同的症状来分析出其属各个不同的证候，从而施治。这比读原文更要好读些，这种写法，柯韵伯、徐大椿等老前辈都曾这样做过，但与我今天的写法还有很大的不同，我完全是从"症状"来辨识证候的。因为同一症状，往往是出现于不同类型的证候里的，能依据《伤寒论》的法则，把同与不同的症状，辨识为同与不同的证候，凭据证候而施治，便能取得较好的疗效。所以我就采用了这样的方法来写，或者方法虽好，而学力不足，达不到主观的愿望，这是在所难免的。

任应秋

1958年1月1日重订于北京中医学院

1.《伤寒论》是中医学辨证论治的基本书，为了使读者读了《伤寒论》便能掌握辨证论治的方法，本书便把《伤寒论》的398条文献完全撤散，除三阴三阳的主要条文而外，一律从症状来分类。例如："恶风"或"恶寒"是症状，便把论中相关的条文都归为一类；在这一类中，"恶风"或"恶寒"又分作表证、里证、虚证等等的不同。这样，在临床时便能掌握"恶风"或"恶寒"这个症状的不同证候，依据证候进行治疗。

2.全书分作八部分：第一，怎样认识《伤寒论》；第二，三阴三阳辨证体系；第三，症状的分辨（上）；第四，症状的分辨（中）；第五，症状的分辨（下）；第六，治疗的法则；第七，方剂分类；第八，药物分析。前六个部分里都分作"条文"和"综说"两个项目，"综说"就是对所列条文的小结。

3.对各条必要的地方加以"注解"，并把这些注解都汇集在每一章的末尾，不插在正文里面进行，只在加注的地方标上注解的号码，读者按照号码在章末寻求注解就行了。

4. 为了帮助读者在读完了每一章之后，对每一章的基本要点都有较具体的领会，在每一章末尾，都列有"提纲"若干条，"复习题"若干则，作为帮助读者思考的提示。

5. 本书原条文，一律以明代赵开美复刻宋林亿等校雠的单论本为依据，各条的序号即依照此版本的先后次第而编列的。

6. 便于读者从伤寒条文查得本书所分之类证，书末特附有查检表，可一查便得。

7. 有的一个条文包括多种证，分证汇集时便不免有些重复，为了避免过多的重复，在某证里用了条文的前半段，在某证里用了同一条文的中段或后段，如要看原文全貌，可在查检表的帮助下把几处并起来看。

8. 本书写成的时间万分匆忙，肯定是有不少的错误存在，应请读者随时给我提出来，以便修改。

目录

一、怎样认识《伤寒论》

（一）伤寒病

《伤寒论》，顾名思义，当然谈的是"伤寒病"。究竟什么是伤寒病？不把这个问题弄清楚，就无从谈到如何学习《伤寒论》了。因此，先行弄清楚伤寒病的概念，确是学习《伤寒论》的大前提。

《素问·热论》篇中说："今夫热病，皆伤寒之类也。"又说："人之伤于寒也，则为病热。"这就无异于是说，凡是"发热"的病都是伤寒病。正因为这样，所以《难经》第58难说："伤寒有五：有中风[1]、有伤寒[2]、有湿温、有热病、有温病。"无论中风、伤寒、湿温、热病、温病，都有"发热"的症状，因之便都属于伤寒病的范围，都可以称作"伤寒病"，这是我们对伤寒病概念的第一种认识。

日本中西惟忠氏著的《伤寒之研究》书里说："伤寒也者，为邪所伤害也，谓邪而为寒，盖古义也。故寒也者，邪之名也，而邪之伤害人，最多端矣。"（《卷一·题名辨》）"寒"字，是可以作"邪"字讲的。例如《孟子·告子上》篇中说："吾见亦罕矣，吾退而寒之者至矣。"这个"寒"字就作"邪"字解。意思是说，我会见齐王的机会亦很少，待我离开的时候，那些奸邪小人又在齐王面前出现了。是"伤寒"，就是"伤于邪"的意思，也就是害病，这

1

样体会"伤寒"更有广泛的意义。这是我们对伤寒病概念的第二种认识。

以上这两种看法，我尤其同意第二种认识，理由如下。《伤寒论》的第7条说："病有发热恶寒者，发于阳也；无热恶寒者，发于阴也。"可见，尽管《素问》说"伤于寒也，则为病热"，通过张仲景在临床上的实地经验，认识到伤寒之病热，不过是基本情况。假如是阳分人，伤寒以后，反映出阳性证候，当然会发热；如果是阴分人，伤寒以后，反应的是阴性证候，便不一定发热了。同时《伤寒论》第3条也说："太阳病，或已发热，或未发热，必恶寒。"这也说明发热不发热，是取决于阴性体质或为阳性体质的，所以不能肯定说伤寒必病热了。

据此，伤寒病，就是指被邪伤而害之病，是很广泛的，包括多种疾病而言。即使根据《素问》《难经》的解释认为是热性病，尚嫌其狭义；如果认为是指某一种疾病，那就根本不能读《伤寒论》了。

（二）《伤寒论》

伤寒病，既是泛指一般的疾病而言，那么，"伤寒论"就应该是"疾病论"了，即讨论对一般疾病进行辨证论治的书籍。所以仲景原书的名称叫《伤寒杂病论》，并不叫《伤寒论》。关于这一点，柯韵伯[3]有较明确的解说，他在《伤寒论翼》的第一篇里说道："按仲景自序，言作《伤寒杂病论》，合十六卷，则伤寒、杂病，未尝分两书也，凡条中不冠伤寒者，即与杂病同义。如太阳之头项强痛，阳明之胃实，少阳之口苦咽干目眩，太阴之腹满吐利，少阴之欲寐，厥阴之消渴气上撞心等症，是六经之为病，不是六经之伤寒，乃是六经分司诸病之提纲，非专为伤寒一症立法也。观五经提纲，皆指内证，惟太阳提纲，为寒邪伤表立；五经提纲，皆指热证，惟太阴提纲，为寒邪伤里立。然太阳中暑，发热而亦恶寒；太阴伤热，亦腹痛而吐利，俱不离太阳主外、太阴主内之定法，而六经分症，皆兼伤寒、杂病也明矣。……其他结胸、脏结、阳结、阴结、瘀热发黄、热入血室、谵语如狂等症，或因伤寒，或非伤寒，纷纭杂沓之中，正可以思伤寒、杂病合论之旨矣。盖伤寒之外皆杂病，病名多端，不可以数计，故立六经而分司之。伤寒之中，最多杂病，内外夹杂，虚实互呈，故将伤寒、杂病而合参之，正以合中见泾渭之清浊，此扼要法也。……仲景约法，能合百病，兼该于六经，而不能逃六经之外，只在六经上求根本，不在诸病名目上寻枝叶。"

柯韵伯认为，《伤寒论》包括杂病，无论外感内伤，都可以用"六经"的辨证法来认识。柯氏掌握了《伤寒论》的基本精神，所以他的注解高人一筹；柯氏也有不足，他把"伤寒"当作为某一种疾病，和其他杂病并立起来。关于"伤寒"概念问题，说起来便不免有些费词，概括起来说即："伤寒论"就是"疾病论"，《伤寒论》一书是仲景著作的总论，主要内容讨论的是对一切疾病辨证论治的大原则；《金匮要略》是仲景著作的分论，主要内容讨论的是对各个独立疾病的治疗方法。

（三）三阴三阳的意义

《伤寒论》辨证论治的体系就是"三阴三阳"，也就是后人所称的"六经"。把"三阴三阳"的道理弄懂了，可以说是基本读懂了《伤寒论》。

太阳、阳明、少阳，叫作"三阳"，太阴、少阴、厥阴，叫作"三阴"。凡是病邪侵害人体，体力开始抵抗疾病的初期，便叫作

"太阳";"太"字作"初"字解,也就是"起初"或"开始"的意思;"阳"字作"扬"字解,本义是指气向外发扬的意思,这种发扬是亢奋的表现;所以体力亢奋,反映出的人体初期抵抗病邪的症候群,便是"太阳病"。又,什么叫"阳明"呢?"阳"字的意义不再谈了,"明"是显著的意思;《易经》系辞的注疏说:"日月中时,遍照天下,无幽不烛,故云明。"所以阳性病演变到了峰极的时期,便是"阳明病"。"少"字作"幼"字解,体力的亢奋并不太强,便叫作"少阳",所反映出的证候,既不如太阳病之轻,也不如阳明病之重,介于"太阳"和"阳明"两者之间,太阳病属表,阳明病为里,因而少阳病的性质便是半表半里。"阴"字的本义是气郁积在里而不能发扬,也就是一种衰减的意思;"太阴病"是指形容体力开始衰减;"少阴病"是指体力更进一步的衰减;"厥"字当"短"字讲,既由"少"而"短",是指体力严重衰竭的现象,是以程应旄[4]解释说"厥阴者,两阴交尽,阴之极也"。于此,便可以理解到:三阳,是体力三种不同程度的亢奋;三阴,是体力三种不同程度的衰减。

以上是对"三阴三阳"的正面解释,但是仅仅做这样一点理解是不够的,不能很好地应用于临床的。还需把"三阴三阳"的相互关联作用,有个系统的理解。这就是要把"三阴三阳"的具体内容配合为"六变"[5]来认识,才能发挥出指导辨证施治的作用。

所谓六变,就是表、里、寒、热、虚、实,这是分析三阴三阳的基础。如三阳代表"热"性疾病,三阴代表"寒"性疾病;三阳代表"实"性疾病,三阴代表"虚"性疾病。这阴、阳、寒、热、虚、实之中,又有在"表"、在"里"和在"半表半里"的区分。

太阳是"表"，少阴也是"表"；太阳之表，属热属实；少阴之表，属寒属虚。阳明是"里"，太阴也是"里"；阳明之里，属热属实；太阴之里，属寒属虚。少阳是"半表半里"，厥阴也是"半表半里"；少阳的半表半里，属热属实；厥阴的半表半里，属寒属虚。

太阳、少阴都是"表"，太阳表证表现为发热、恶寒，少阴表证表现为无热、恶寒；阳明、太阴都是"里"，阳明里证表现为胃家实，太阴里证表现为自利；少阳、厥阴都是"半表半里"，少阳半表半里证表现为寒热往来，厥阴半表半里证表现为厥热进退。

太阳、少阴都是"表证"，太阳的表证可以发汗，少阴的表证不可以发汗；阳明、太阴都是"里证"，阳明的里证可以用下剂，太阴的里证就不可以用下剂；少阳、厥阴都是"半表半里证"，少阳半表半里证可以用清解方法，厥阴半表半里证就不可以用清解方法。

"三阴三阳"和"六变"这种错综复合的关系，是《伤寒论》辨证施治体系的基本精神所在，任你学完几遍《伤寒论》，如不抓住这个体系和其间错综复合的关系，那就是死的条文，对临床的指导作用就不太大了。

日本人喜多村氏颇体会到了这个道理，在他著的《伤寒论疏义·伤寒论总评》里说："本经[6]无'六经'字面，所谓三阴三阳，唯是不过假以标表里寒热虚实之义，固非脏腑经络相配之谓也，此义讨究本论而昭然自彰，前注动辄彼是纽合，大与经旨背而驰矣。此编[7]六病诸论，所以不敢袭前人也。本论所谓三阴三阳，所以标病位也，阳刚阴柔，阳动阴静，阳热阴寒，阳实阴虚，即是常理。凡病属阳、属热、属实者，谓之三阳；属阴、属寒、属虚者，谓之三阴。细而析之，则邪在表而热实者，太阳也，邪在半表里而热实者，少阳也，邪入胃而热实者，阳明也。又邪在表而虚寒者，少阴也，邪在半表里而虚寒者，厥阴也，邪入胃而虚寒者，太阴也。惟表热甚则里亦热，故里虽乃[8]热，而病未入胃，尚属之太阳；表寒甚则里亦寒，故里虽乃寒，而病未入胃，尚属之少阴。少阳与厥阴共，病羁留于半表里间之名也；阳明与太阴共，邪犯胃之称也；故不论表里寒热，病总入胃中者，谓之阳明与太阴。盖六病之次，阳则太阳、少阳、阳明，阴则少阴、厥阴、太阴，但阳则动而相传，阴则静而不传。然其传变，则太阳与少阴为表里，少阳与厥阴为表里，阳明与太阴为表里。是以太阳虚则是少阴，少阴实则是太阳；少阳虚则是厥阴，厥阴实则是少阳；阳明虚则是太阴，太阴实则是阳明，是乃病传变化之定理，三阴三阳之大略也。"

总之，"三阴三阳"是《伤寒论》辨证施治的方法论，并不是什么神秘的问题，突破了这一概念难关，《伤寒论》便不难学习了。这样踏实地理解"三阴三阳"，在临床上的作用就更大了。兹将"三阴三阳"辨证施治的体系，列表如表1。

表1 "三阴三阳"辨证施治体系

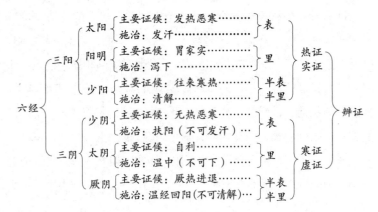

（四）依据临床实践是学习《伤寒论》的唯一方法

《伤寒论》是一部有指导性的临床实用书，由于年代的久远，错讹残缺，势所难免，几百家的注疏，各说各有理，究竟从哪一家的好呢？我们认为，各家之说各有长短、互有得失，谁也不可能是百分之百的正确。唯一的评价方法是：所说的能够在临床上得到兑现，我们便信服；如果不能兑现，任你哪个大家、名手，我们总要多加考虑。

有的人读《伤寒论》，往往过于崇拜张仲景，忽视了临床的实际问题，遇到不容易说通的条文时，不是牵强附会，便是嫁祸于王叔和。从成无己起，几乎没有一个注家不犯这个毛病。尤其是日本人山田正珍、丹波元简等，几乎把全部《伤寒论》稍费解的地方，都嫁祸于王叔和了。张仲景不是天生的圣人，他的成就也是通过"勤求古训，博采众方"得来的，当然是既有长处也有缺点，既有他独到的地方，也有他见不到的地方，绝不会是十全十美的。如柯韵伯所说："著书者往矣，其间几经兵燹[9]，几番播迁，几次增删，几许抄刻，亥豕者有之，杂伪者有之，脱落者有之，错简者有之。"（《伤寒论注·自序》）假如不从临床的实用方面去衡量，便会如柯氏所说："非依样葫芦，则另寻枝叶，鱼目混珠，碔砆[10]胜玉矣。"而且《伤寒论》是否经王叔和删订过，还是个问题。据廖季平[11]的考据，王叔和编撰的是《脉经》，并不是《伤寒论》，有些人把《伤寒论》读不通的地方都归罪王叔和，遂使王叔和无端地遭受了 1500 年的不白之冤。

例如《伤寒论》第 12 条说："太阳中风，阳浮而阴弱，阳浮者，热自发，阴弱者，汗自出，啬啬恶寒，淅淅恶风，翕翕发热，鼻鸣干呕者，桂枝汤主之。"像这样明显的太阳中风桂枝汤证，日人山田正珍还是指为王叔和"搀[12]入"之文。但柯韵伯解释说："阳浮者，浮而有力，此名阳也。风为阳邪，此浮为风脉，阳盛则阴虚，沉按之而弱，阳浮者，因风中于卫，两阳相搏，故热自发，是卫强也；阴弱者，因风中于营，血脉不宁，故汗自出，是营弱也，两自字，便见风邪之迅发。"(《伤寒论注·卷一》)正由于这条有"阳浮""阴弱"两句话，便把山田正珍等人骇退了，其实这是一两千年前中医的一般术语而已，并没有什么可奇怪的。即据机体的生理机转来理解，这也是很自然的事。血循环亢奋而发热的时候，桡骨动脉也充血，轻取便可诊察到浮脉；同时又因不断地出汗，以致虽然充血，但并没有达到最强度，重按脉搏便不显得十分有力。前者便叫作"阳浮"，后者便叫作"阴弱"。发热是阳浮的因，阳浮是发热的果；汗出是阴弱的因，阴弱是汗出的果。这是临床的事实，是完全可以理解的。无论是张仲景的原文也好，王叔和掺入的也好，都是合理的，何必"另寻枝叶"，恶意地强斥叔和呢？

又如第326条说："厥阴之为病，消渴，气上撞心，心中疼热，饥而不欲食，食即吐蚘，下之利不止。"从柯韵伯起，都说这条是厥阴病的提纲。但后面第337条说："凡厥者，阴阳气不相顺接，便为厥，厥者，手足逆冷者是也。"临床上却不容易见到这样严重的厥阴病变，仅吐出两条蛔虫便完事了，一剂寒热药相伍的"乌梅丸"，在这生死关头（第345条说"厥不止者，死"），即有起死回生之功。这个条文，虽没有人说不是仲景的，而临床上缺乏事实根据，仍然不能反映真正的厥阴病。

所以我们要强调说：以临床事实为依据，是学习《伤寒论》的唯一途径。"何者为仲景言，何者是叔和笔"（柯韵伯语），这并不是学习《伤寒论》的关键，也正如仲景在著《伤寒论》时一样，"撰用《素问》《九卷》《八十一难》"等并不是关键，关键在"平脉辨证"，以通过临床实践来，亦只有通过临床实践，才可能写出流传 1700 多年不磷不缁[13] 的经典著作。

提 纲

（1）"伤寒病"的概念是广义的，即指一般疾病而言，不是指某一种病，因而"伤寒论"就是疾病论，其主要内容是讨论对各种疾病的辨证施治方法和原则。

（2）"三阴三阳"是《伤寒论》辨识疾病的具体方法，这种方法是以"六变"为基础，提出的一种交互复合的知识体系，是中医学辨识一切疾病的重要方法之一。

（3）学习《伤寒论》，应该是学习它的辨识疾病和处理疾病的方法，不应当去死钻字句，由于《伤寒论》流传的时间太久远了，差错脱失势所不免，要以是否符合临床的效用为依据，来衡量某些条文的意思是否正确，任何一个注家的注疏都可以参考，也都不能尽信。

复习题

（1）《伤寒论》究竟是怎样性质的一种书籍？为什么一般都很重视它？

（2）"三阴三阳"的实质是什么？在学习时应如何认识？在临床上应如何运用？

注 解

[1]"中风"即是"伤风"。《伤寒论》第 2 条说："太阳病，发

热，汗出，恶风，脉缓者，名为中风。"并不是现在称"脑出血"的中风。

[2]"伤寒"即是"冒寒""感寒"的意思。《伤寒论》第 3 条说："太阳病，或已发热，或未发热，必恶寒，体痛呕逆，脉阴阳俱紧者，名为伤寒。"此"伤寒"是指一般感寒的症状，比书名《伤寒论》的"伤寒"意义要狭窄得多。

[3]柯韵伯是清代浙江省慈溪县人，著有《伤寒论注》四卷、《伤寒论翼》二卷、《伤寒附翼》二卷，三书合称《伤寒来苏集》凡八卷，是注解《伤寒论》的名家之一。

[4]程应旄，字郊倩，是清朝新安县人，著有《伤寒论后条辨》十五卷，其中《辨伤寒论》五篇，论调很高，从不拾人牙慧，对于王叔和攻击得最厉害。

[5]"六变"是指表、里、寒、热、虚、实而言。如六淫外感为表证；七情、劳欲、饮食伤为里证；寒分内寒、外寒；热有内热、外热；虚者正气不足，内出病居多；实者邪气有余，外入病居多。这六种情况，在临床上是变化无穷的，所以叫作"六变"。见《景岳全书·传忠录》。

[6]"本经"即指《伤寒论》原书。

[7]"此编"指他自己的《伤寒论疏义》。

[8]"乃"作"始"字讲。

[9]"燹"音"显"，即指"火灾"。"兵燹"犹言遭受兵乱火灾的意思。

[10]"碔"音"五"，"砆"音"夫"，"碔砆"是一种似玉非玉的矿石。

[11] 廖季平，四川井研县人，是晚清的经学大师，著有《六译馆丛书》，里面包括有医学书多种。

[12] "搀"音"参"，即"参杂"的意思。

[13] "磷"音"林"，作"薄"字解，"不磷"就是"磨不薄"的意思，形容一种物质的坚硬。"淄"音"姿"，作"黑"字解，"不淄"就是"染不黑"的意思，形容一种物质的洁白。《论语》中曰："不曰坚乎！磨而不磷；不曰白乎！涅而不缁。"这里是赞誉仲景著作能够永垂不朽。

二、"三阴三阳"辨证体系

（一）太阳病

【条文】

（1）太阳之为病，脉浮[1]，头项强[2]痛而恶寒[3]。

（2）太阳病，发热，汗出，恶风，脉缓[4]者，名为中风[5]。

（3）太阳病，或已发热，或未发热，必恶寒，体痛呕逆，脉阴阳俱紧[6]者，名为伤寒。

（6）太阳病，发热而渴，不恶寒者，为温病。若发汗已，身灼热[7]者，名风温。风温为病，脉阴阳俱浮[8]，自汗出，身重，多眠睡，鼻息必鼾[9]，语言难出。若被下者，小便不利，直视失溲[10]；若被火者[11]，微发黄色，剧则如惊痫，时瘛疭[12]；若火熏[13]之，一逆尚引[14]日，再逆促命期[15]。

【综说】

从这四条可以看出太阳病的全貌。第 1 条是太阳病的基本脉证，第 2 条的太阳中风和第 3 条的太阳伤寒，都是在第 1 条的基础上发展出来的，从而需分辨。因而知道太阳中风的"脉缓"是浮缓脉，太阳伤寒的"脉紧"是浮紧脉；无论"中风"或"伤寒"，是同一太阳病不同性质的表证；中风脉缓、自汗，属表虚而邪轻；伤寒脉紧、无汗（第 3 条虽没有说"无汗"，但"脉紧"常常是无汗证的脉搏，如第 16、38、46、47、55 条等都是例子），属表实而邪重；所以中风用桂枝汤，伤寒用麻黄汤。

假如太阳病逐渐热化了，便是温病；热化后的症状有两个，一是不恶寒而渴，二是发汗已身灼热；前者是温病，后者是风温。温病虽同属太阳表证，由于已经热化，所以便不适宜用桂枝、麻黄等方的辛温解表法，而应当用辛凉解表法。"被火"和"火熏"后，所以发生种种险象，就是由于误用辛温解表所致。又因为温病证既在表，便必须解表，所以施用泻下剂仍然是错误的。关于辛凉解表法，《温病条辨》的银翘散、桑菊饮等都是妙剂。

（二）阳明病

【条文】

（180）阳明之为病，胃家实 [16] 是也。

（186）伤寒三日，阳明脉大。

（182）问曰：阳明病外证云何？答曰：身热汗自出，不恶寒反恶热也。

（224）阳明病，汗出多而渴者，不可与猪苓汤，以汗多胃中燥，猪苓汤复利其小便故也。

（212）伤寒若吐若下后不解，不大便五六日，上至十余日，日晡所 [17] 发潮热，不恶寒，独语如见鬼状。若剧者，发则不识人，循衣摸床，惕 [18] 而不安，微喘直视，脉弦者生，涩者死 [19]。微者但发热谵语者，大承气汤主之。若一服利，则止后服。

【综说】

发高热（包括第 182 条的"身热""恶热"，第 212 条的"潮热"）、便秘（包括第 180 条的"胃家实"，第 212 条的"不大便五六日上至十余日"等）、出汗、谵语、燥渴、脉大等，是阳明病轻重不同的基本症状。这些症状，比太阳病加重了，而且严重地影响了内在器官，因此它的性质，是属于里证。所谓"里证"就是病情深在、内在的意思。

出汗对于发热有一定的调节作用，而阳明病尽管不断地出汗，但仍然高热不止，这说明生温机能和散温机能都同时亢奋。这样高热炽盛的结果，会导致出汗太多，脏器缺乏水分的补充，表现在唾腺方面是"燥渴"，表现在肠道（胃家）方面是"便秘"。高热和缺水对大脑的威胁便出现"谵语""直视""循衣摸床"等神经症状。这些症状说明了病变和机体抗力两俱极盛，所以阳明病不仅是里证，而且是里热证、里实证。热盛而不实（没有"便秘"）者，宜白虎汤；热盛而实（有"便秘"）的，宜三承气汤。

（三）少阳病

【条文】

（263）少阳之为病，口苦，咽干，目眩也。

（96）伤寒五六日中风，往来寒热，胸胁苦满[20]，嘿嘿[21]不欲饮食，心烦喜呕，或胸中烦而不呕，或渴，或腹中痛，或胁下痞硬，或心下悸[22]小便不利，或不渴身有微热，或咳者，小柴胡汤主之。

（266）本太阳病不解，转入少阳者，胁下硬满，干呕不能食，往来寒热，尚未吐下，脉沉紧[23]者，与小柴胡汤。

【综说】

往来寒热、胸胁苦满、心烦喜呕、口苦、咽干、目眩等症状，是少阳病的基本证候。往来寒热，就是"恶寒"和"发热"的间代发作，相当于现在所说的"间歇型热"。胸胁苦满，是肋骨弓下面有困闷的自觉症，可能是胸胁部的胸膜、肋膜及其附近脏器有炎症的缘故。假如这炎症影响了胃的功能，便会有心烦、口苦、不欲食等症状。

少阳病的这些症状，较阳明病轻，较太阳病重，病变的机势和性质，在太阳表证和阳明里证之间，所以称少阳病为"半表半里证"。即是说，既非纯全表证，也不是纯全里证的意思。这时的病变机势，如机体的抵抗力强，可以使病邪从肌表而出；如抵抗力弱，病变可能入里加剧。因此，少阳病在临床上颇具有一种动摇性。治疗时，凡发汗、催吐、泻下等刺激较强的方药，均应禁忌，只合用小柴胡汤来和解之。

（四）太阴病

【条文】

（273）太阴之为病，腹满而吐，食不下，自利益甚，时腹自痛，若下之，必胸下结硬。

【综说】

腹满、下利、呕吐、食不下、腹痛等症状，是太阴病的主要证候。这些症状反映出胃肠功能衰减之消化不良。肠道里由于有发酵的气体存在，所以觉"腹满"；如肠蠕动亢进，便会出现"腹痛"；肠道的吸收机能不好，便会"下利"；"吐""食不下"，是消化不良的具体表现。

太阴病这种消化系统衰减性的病理变化，其性质属于里证之虚证、寒证，恰和阳明病相反。所以第277条说"太阴，以其脏有寒故也，当温之，宜服四逆辈"。脏寒，就是指胃肠等脏器的机能衰减，所以要用"四逆汤"一类的方剂来温经扶阳，扭转"脏寒"

的病变。第 279 条说:"腹满时痛者,属太阴也,桂枝加芍药汤主之。"其主要目的仍然在温散镇痛。第 280 条说:"太阴为病,脉弱,其人续自便利,设当行大黄芍药者,宜减之,以其人胃气弱易动故也。""胃气弱"和"脏有寒",是一个意义;"易动"和"若下之,必胸下结硬",也是一个意义;所以只宜"温药",不宜用大黄、芍药。大黄、芍药等适用于治疗实证,而太阴病是虚寒证。

(五)少阴病

【条文】

(281)少阴之为病,脉微细,但欲寐也。

(295)少阴病,恶寒,身蜷[24]而利,手足逆冷者,不治。

(282)少阴病,欲吐不吐,心烦,但欲寐,五六日,自利而渴者,属少阴也,虚故引水自救,若小便色白[25]者,少阴病形悉具。小便白者,以下焦虚有寒,不能制水,故令色白也。

【综说】

脉微细、但欲寐、恶寒、心烦等,是少阴病的主要症状;下利、蜷卧、手足逆冷、小便色白,是病变转剧时,亦可以见到的症状。少阴病的这些症状,主要是由于阳虚,心阳不振,全身机能衰减的表现。如体温不足便现"恶寒";心阳衰弱,脉搏的波动势必微细而弱;脑神经贫血,精神不能支持,随时都呈但欲寐的状态;体温继续低落,势必手足逆冷;胃肠功能减退,则见下利;蜷卧,无非是但欲寐进一步的表现;阳愈虚而愈扰,所以便"心烦而渴"。

少阴病的这些病变的性质,同样是属于在里之病虚寒证。不过,太阴病的虚寒,主要在胃肠;少阴病的虚寒,主要在循环系统,而影响于全身。因此,四逆汤、附子汤等的温经回阳剂,便成为治疗少阴病的主方了。

（六）厥阴病

【条文】

（338）伤寒脉微而厥，至七八日肤冷，其人躁无暂安时者，此为脏厥[26]。

（341）伤寒发热四日，厥反三日，复热四日，厥少热多者，其病当愈，四日至七日，热不除者，必便脓血。

（342）伤寒厥四日，热反三日，复厥五日，其病为进，寒多热少，阳气退，故为进也。

【综说】

厥阴病，是少阴病进一步发展的结果，是病情发展到了心脏衰竭的程度，所以它的主要症状就是体温低落而出现"厥冷"。这是在整个病变过程中，机体抗力和疾病做斗争，消长进退的生死关头。如"热"多于"厥"，便是机体抗力有战胜疾病恢复其原有功能的希望，所以说"厥少热多者，其病当愈"；假使"厥"多于"热"，是机体抗力不能战胜疾病有愈趋愈下的机势；如果但"厥"无"热"，体力将一蹶不振，所以说"阳气退，故为进"。

由此看出，厥阴病的基本性质是属于阳虚之里寒证，而且是极度衰弱的虚寒证。但在"厥"和"热"互为进退的时候，也有"半表半里"的性质存在。即是说，如机体能够阳胜阴复，便可由阴出阳而好转（半表）；如阳衰阴竭，则阳离阴绝而死亡（半里）。

这样来认识"三阴三阳"的辨证体系，便较具体而全面，如完全死守柯韵伯的"六经提纲"便不全面而有偏向。诚如尤在泾所说："阳明条下，无口干恶热之文；少阳证中，无往来寒热之目；

少阴欲寐，仅举一端；太阴厥阴，多言脏病。学者当参合他条，毋徒执一可也。"(《伤寒贯珠集·卷一》)

因此，我在这里便参合了多条，列成一张适用于临床实用的"三阴三阳"辨证体系表，列表如表2。

表2 "三阴三阳"辨证体系

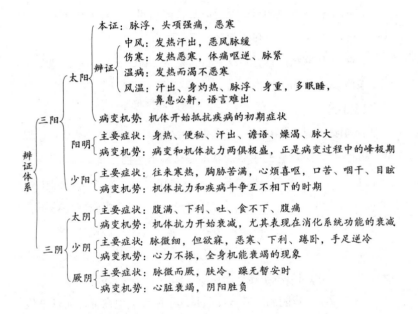

提 纲

（1）三阴三阳，是六个不同类型的证候群，随患者体质的不同而出现，亦随着机体对疾病不同的适应力而随时演变着，不能孤立地看待。

（2）对每一证候群（即每一经），务必从全面的症状来观察其病变机势的所在。如"太阳病"即有一个症候群，就要从其头痛、项强、发热、恶寒、脉浮等症状来观察病变机势，根据这些症状分析出，机体是有抵抗力的，而且性质属于表证。这样，在临床时才能够辨证施治。

（3）"三阴三阳". 是辨证施治的方法论。

复习题

（1）依据临床经验，你对"三阴三阳"还有不同的看法吗？

（2）为什么说柯韵伯"六经提纲"的说法不够全面呢？

注 解

[1] "脉浮"，是脉管充血的缘故；轻按即觉察到脉搏的波动，便是浮脉。

[2] "强"，音"降"；"项强"，即颈项强直，运动不自如。

[3] "恶"，音"悟"，全书"恶风""恶寒"的"恶"字，都读作"悟"音，就是"怕风""怕寒"的意思。

[4] "脉缓"，是脉搏浮缓，即脉搏宽缓有神；此为血管扩张，体温在持续放散，未至于高度充血的脉象。

[5] "中"，读去声，与"仲"字音同；全书"中风""中寒"的"中"字均同，所以喻嘉言说"中字与伤字无别。"（《尚论篇·卷之一》）"中风"犹言"伤风"。

[6] "脉阴阳俱紧"，即是说轻按在浮部或者重按在沉部，脉搏都呈紧张的现象，这是浅层血管收缩的结果。柯韵伯说："阴阳指浮沉而言。"（《伤寒论注·卷一》）

[7] "灼热"，犹言"烧热"，比"发热"的程度要严重些。

[8]"阴阳俱浮",是浮而有力的脉象,所以轻按(阳)固然现浮,重按(阴)仍然现浮象。"阴阳"又有指"左右手"言的,亦通。

[9]"鼾",音"憨",鼻道发出的声响。

[10]"溲",指小便;"失溲",就是小便不能自主。

[11]凡是烧艾、烧针、用热药等,都叫作"火"。

[12]"惊痫""瘛疭",都是脑神经症状;古时小儿称"惊",成人曰"痫";"瘛疭",即时而掣时而纵,是抽搐不安的状态。

[13]"火熏",是古人发汗方法之一;如把地土烧热,铺上树叶,再加上席子,人睡在席子上,盖上被子,取汗,这就是"火熏"法。

[14]"引",是"延长"的意思。

[15]"促",即"迫近"的意思;"命期",犹言"死期"。

[16]"胃家",犹言"消化系统",主要是指"肠道",并不是单指"胃";方有执说:"实者,大便结为硬满而不得出也。"(《伤寒论条辨》)

[17]"日晡",是指日暮的时候;"所"作"许"字解,犹"前后"的意思。

[18]"惕",是指心中怵惕、震荡不安。

[19]"涩者死",脉管壁紧张,便现弦脉;阴虚血少,便见涩脉。汪琥说:"脉弦者,为阴未绝,犹带长养,故可生;脉涩者为阴绝,已成涸竭,以故云死。"(《伤寒论辨证广注·卷六》)

[20]"满",读同"闷"字的音,与"懑"通。

[21]"嘿",音"黑",与"默"同义;方有执说:"静默不

言也。"

[22]"心下",即心脏部位的下面，也就"胃"所在的部位。

[23]"脉沉紧"，"沉"为里脉，"紧"为表寒脉，如"麻黄汤证"脉阴阳俱紧，就是例子，所以沉紧脉，仍为半表半里证的脉象。

[24]"踡"，音"权"；据字书《玉篇》的解释，踡蹋不伸为"踡"；是指弯腰侧卧、手足缩作一块的形态，多为久病阳气败绝的象征。钱潢说："大凡热者，偃卧而手足弛散，寒则踡卧而手足敛缩。"(《伤寒溯源集·卷之九》)

[25]"小便色白"，犹言小便很清亮，不是红白色的"白"。

[26]"脏厥"，指脏气衰竭而厥逆，为重笃的阳虚证。

三、症状的分辨（上）

（一）恶寒、恶风 [1]

1. 表证的恶寒

【条文】

（134）太阳病……头痛发热，微盗汗出，而反 [2] 恶寒者，表未解也。……

（164）伤寒大下后，复发汗，心下痞，恶寒者，表未解也，不可攻痞，当先解表，表解乃可攻痞，解表宜桂枝汤，攻痞宜大黄黄连泻心汤。

（208）阳明病……若汗多，微发热，恶寒者，外未解也。……

（234）阳明病，脉迟，汗出多，微恶寒者，表未解也，可发汗，宜桂枝汤。

【综说】

恶寒，是表证主要证候之一，所以第3条说："太阳病，或已发热，或未发热，必恶寒。"恶寒，为兴奋性冲动，经血管运动神经传递给皮肤血管壁，引起血管腔的狭窄贫血而造成的，常为发热初期的感觉，因而表不解，恶寒的症状总是存在的。

第134、164两条，都是表病层面的恶寒，不同的是，第134条未经误下，第164条误下而表证仍在。第208、234两条都是谈的阳明病，阳明无表证，便不恶寒，但恶热；假使恶寒，便有或多或少的表证存留，这是辨别表里病的关键之一。

至于"恶寒"与"恶风"的区别，"恶风"是有风才恶，"恶寒"是无风亦自恶，所以成无己说："恶寒者，则不待风而寒，虽身大热而不欲去衣者是也。"（《伤寒明理论·恶寒》）

2. 虚证的恶寒

【条文】

（23）……脉微而恶寒者，此阴阳俱虚，不可更发汗、更下、更吐也。……

（68）发汗病不解，反恶寒者，虚故也，芍药甘草附子汤主之。

（70）发汗后恶寒者，虚故也。不恶寒但热者，实也，当和胃气与调胃承气汤。

（304）少阴病，得之一二日，口中和，其背恶寒者[3]，当灸之[4]，附子汤主之。

【综说】

这里是说"恶寒"不仅见于表证，而且还可见于里虚证，所以《伤寒明理论·恶寒》说："阳气不足，阴寒气盛，则背为之恶寒。"所谓阴寒气盛，就是阳气不足的现象，所以才用"芍药甘草附子汤""附子汤"的温经回阳方药，同时还灸膈俞、关元。灸膈俞，可以扶脾阳，灸关元可以温肾阳。

总之，表证的"恶寒"常常是发热的先兆，里虚证的"恶寒"便很难有发热的情况。也就是第7条说"无热恶寒者，发于阴也"的"恶寒"。正因为是虚寒证，便"不可更发汗、更下、更吐"了。还有第295条说："少阴病，恶寒，身踡[5]而利，手足逆冷者，不治。"第298条说："少阴病，四逆，恶寒而身踡，脉不至，不烦而躁者，死。"这是阳气衰竭的"恶寒"，在临床上很难着手医治了。

3. 表证的恶风

【条文】

（13）太阳病，头痛发热，汗出恶风，桂枝汤主之。

（14）太阳病，项背强几几[6]，反汗出恶风者，桂枝加葛根汤主之。

（31）太阳病，项背强几几，无汗恶风，葛根汤主之。

（35）太阳病，头痛发热，身疼腰痛，骨节疼痛，恶风，无汗而喘者，麻黄汤主之。

（99）伤寒四五日，身热恶风，颈项强，胁下满，手足温而渴者，小柴胡汤主之。

【综说】

《伤寒明理论·恶风》中说："恶风者，谓常居密室之中，帏帐之内，则舒缓而无所畏也，一或用扇，一或当风，淅淅然而恶者，此为恶风者也。……恶风虽悉在表，而发散又自不同，若无汗而恶风者，则为伤寒，当发其汗，若汗出而恶风者，则为中风，当解其肌，里证虽具而恶风未罢者，尤当先解其外也。"

"汗出恶风"是表虚证，"无汗恶风"是表实证。表虚证只能用轻剂解表，也就是所谓解肌法，桂枝汤、桂枝加葛根汤就是这类的方剂；表实证，便要用重剂来发汗，也就是所谓发表法，葛根汤、麻黄汤就是这类的方剂。小柴胡汤证的"恶风"，就是既有表证又有里证的恶风，所以便要用和解法，不能用攻里法。

4. 虚证的恶风

【条文】

（20）太阳病，发汗，遂漏不止[7]，其人恶风，小便难，四肢微急，难以屈伸者，桂枝加附子汤主之。

（38）太阳中风，脉浮紧，发热恶寒，身疼痛，不汗出而烦躁者，大青龙汤主之。若脉微弱，汗出恶风者，不可服之，服之则厥逆，筋惕肉𫘤[8]，此为逆也。

（175）风湿相搏，骨节疼烦，掣痛不得屈伸，近之则痛剧，汗出短气，小便不利，恶风不欲去衣，或身微肿者，甘草附子汤主之。

【综说】

这三条都是讲阳虚证的"恶风"。所谓阳虚，主要是指卫阳虚。《伤寒明理论·恶风》说："发汗多，漏不止，则亡阳，外不固，是以恶风也，必以桂枝加附子汤，温其经而固其卫；风湿相搏，骨节疼烦，湿胜自汗而皮腠不密，是以恶风也，必以甘草附子汤，散其湿而实其卫，由是观之，恶风属乎卫者，可知矣。"

第38条的"脉微弱，汗出恶风"，是里阴既损，又兼表阳虚弱的证候，唯其里阴不足所以"脉微弱"，唯其表阳虚损所以"汗出恶风"。要知道这里的"脉微弱"，已与"脉微细"近似；"汗出恶风"，与"恶风踡卧"者亦相近。因而，这是病由太阳将传少阴的征象，黄坤载曾于这条补出"真武汤"，可以想见。

5. 里证的恶寒

【条文】

（183）问曰：病有得之一日，不发热而恶寒者，何也？答曰：虽得之一日，恶寒将自罢，即自汗出而恶热也。

（184）问曰：恶寒何故自罢？答曰：阳明居中，主土也，万物所归，无所复传，始虽恶寒，二日自止，此为阳明病也。

【综说】

"恶寒"是表证,"不恶寒而恶热"是里证,这是鉴别太阳、阳明病的基本要点。但如上所举条文,阳明病初起也有"恶寒"症状,临床时不能不注意到这一点。这是什么缘故呢?钱潢说:"阳明本经自感之寒邪,亦由营卫而入,营卫属太阳,故有一日得之,不发热而恶寒者。然一日之后,邪入阳明肌肉之分,由渐入里,故不待解散,其恶寒将自罢,即自汗出而反恶热矣。"(《伤寒溯源集·卷之六》)

总之,汗出、恶寒,是太阳表证,汗出、恶热,便是阳明里证,阳明初病虽亦有恶寒一症,但为时仅在初起一日间,因此我们不能单凭这一点就用桂枝麻黄汤来发汗了。

(二)发热

1. 表热的发热

【条文】

(12)太阳中风,阳浮而阴弱[9],阳浮者,热自发,阴弱者,汗自出,啬啬[10]恶寒,淅淅恶风,翕翕发热,鼻鸣干呕者,桂枝汤主之。

(95)太阳病,发热汗出者,此为荣弱卫强[11],故使汗出,欲救邪风者,宜桂枝汤。

(46)太阳病,脉浮紧,无汗,发热身疼痛,八九日不解,表证仍在,此当发其汗。服药已,微除,其人发烦目瞑[12],剧者必衄,衄乃解,所以然者,阳气重故也,麻黄汤主之[13]。

(301)少阴病,始得之,反发热,脉沉者,麻黄细辛附子汤主之。

【综说】

所谓"表热",是指有表证而发热的,主病在外。《伤寒明理论·发热》说："其发热属表者，即风寒客于皮肤，阳气怫郁所致也。"表证的发热，大都是"翕翕发热"。《明理论》说："所谓翕翕发热者，谓若合羽所覆，明其热在外也。"凡属表热，表解而热自除，第12条和第95条都是表虚证，所以都用桂枝汤的轻解表剂。第46条是表实证，所以用麻黄汤的重发汗剂。第301条本是阳虚的人，但有了表证，仍须解表，不过方式方法有所不同就是了。

2. 里热的发热

【条文】

（182）问曰：阳明病外证云何？答曰：身热汗自出，不恶寒反恶热也。

（221）阳明病，脉浮而紧，咽燥口苦，腹满而喘，发热汗出，不恶寒反恶热，身重。……

（223）若脉浮发热，渴欲饮水，小便不利者，猪苓汤主之。

（236）阳明病，发热汗出者，此为热越[14]，不能发黄也。……

（240）病人烦热，汗出则解，又如疟状，日晡所[15]发热者，属阳明也。脉实者，宜下之……

（248）太阳病三日，发汗不解，蒸蒸[16]发热者，属胃也，调胃承气汤主之。

【综说】

表热证，一般外面虽然发热，里面不一定有热，所以还有用"辛温解表"的时候。里热证，往往内外都有热象，从上列所举条文就看得出来。

里热，主要是热从内出外，所以描述为"蒸蒸发热"。《伤寒明理论·发热》说："所谓蒸蒸发热者，谓若熏蒸之蒸，明其热在内故也。"治里热不外用清、泻两法，白虎汤的治里热就是清法，三承气汤是泻法，即猪苓汤的利尿仍是泻法之一。总之，热而不实，便用清法；热而实的，便只有泻法了。

"里热"之所以不同于表热，曹颖甫云："人非肠胃中有实热，虽当暑令，遇冰及井水，毛发为之凛然，无他，心有所畏忌也。至遇之辄喜，绝然无所违忤，甚至好风雨而畏晴日，饮寒泉而拒沸汤，则身中阳热，无可复加矣。盖必如是，乃谓之阳明矣。"（《伤寒发微·阳明篇》）表里热必作这样的鉴别，临床时才知有所抉择。

3. 虚热的发热

【条文】

（92）病发热头痛，脉反沉，若不差[17]，身体疼痛，当救其里，四逆汤方。

（82）太阳病发汗，汗出不解，其人仍发热，心下悸，头眩，身𥆧动[18]，振振欲擗[19]地者，真武汤主之。

（388）吐利汗出，发热恶寒，四肢拘急，手足厥冷者，四逆汤主之。

【综说】

这几条的"发热"都是虚阳外越的征象，所以称作"虚热"，也就是"假热"。即患者身体到了极度衰弱的时候，尤其是阴阳两虚的时候，体力反映出最后的虚性兴奋的现象。这种热是人体最可宝贵的真阳外越之象，因而在这时只能用"温经回阳"的方法来急救快要亡失的真阳，万不能采用"清里"的、"发表"的方法了。

张景岳分辨虚热的证候，最为精审，足资参考。他说："凡虚火证，即假热证也。……病源有二，虚火之外证有四，何也？盖一曰，阴虚者能发热，此以真阴亏损，水不制火也。二曰，阳虚者亦能发热，此以元阳败竭，火不归源也，此病源之二也。至若外证之四，则一曰阳戴于上，而见于头面咽喉之间者，此其上虽热而下则寒，所谓无根之火也；二曰阳浮于外，而发于皮肤肌肉之间者，此其外虽热而内则寒，所谓格阳之火也；三曰阳陷于下，而见于便溺二阴之间者，此其下虽热而中则寒，所谓失位之火也；四曰阳亢乘阴，而见于精血髓液之间者，此其金水败而铅汞干，所谓阴虚之火也，此外证之四也。然证虽有四，而本则惟二，或在阴虚，或在阳虚而尽之矣。"（《景岳全书·卷十五·杂证谟·火证·论虚火》）

以上三条，均属于阳虚的发热，所以都用温经回阳法。

4. 阳气未泯[20]的发热

【条文】

（292）少阴病，吐利，手足不逆冷，反发热者，不死，脉不至者，灸少阴[21]七壮。

（331）伤寒先厥后发热而利者，必自止，见厥复利。

【综说】

阳气未泯的发热，与前面虚阳外脱的发热，恰恰相反。这里的发热，是从无到有，积少成多，是体力逐渐好转的征象，所以这种"热"是阳气未泯的好现象。第292条程应旄解释说："少阴病，吐而且利，里阴胜矣。以胃阳不衰，故手足不逆冷，夫手足逆冷之发热，为肾阳外脱，手足不逆冷之发热，为卫阳外持，前不发热，今反发热，自非死候。"（《伤寒论后条辨·少阴篇》）曹颖甫解释331

条说："厥逆为中阳不达四肢，以为风起四末者，妄也。中阳不运……脾湿内停，因而下利。此本四逆汤证，不待再计者也。本节云先厥后发热而利者，必自止，此寒尽阳回之候，不烦顾虑者也。"（《伤寒发微·厥阴篇》）

可见这两条都是脾阳不泯的发热，均为可治之证。

（三）潮热

【条文】

（208）阳明病脉迟[22]，虽汗出，不恶寒者，其身必重，短气腹满而喘，有潮热者，此外欲解，可攻里也。手足濈然[23]汗出者，此大便已硬也，大承气汤主之。若汗多，微发热恶寒者，外未解也。其热不潮，未可与承气汤，若腹大满不通者，可与小承气汤，微和胃气，勿令至大泄下。

（104）伤寒十三日不解，胸胁满而呕，日晡所发潮热，已而微利，此本柴胡证，下之，以不得利，今反利者，知医以丸药[24]下之，此非其治也。潮热者，实也，先宜服小柴胡汤以解外，后以柴胡加芒硝汤主之。

（209）阳明病，潮热，大便微硬者，可与大承气汤，不硬者，不可与之。……

（214）阳明病，谵语，发潮热，脉滑而疾[25]者，小承气汤主之。因与承气汤一升，腹中转气[26]者，更服一升，若不转气者，勿更与之。……

（220）二阳并病，太阳证罢，但发潮热，手足漐漐[27]汗出，大便难而谵语者，下之则愈，宜大承气汤。

（229）阳明病，发潮热，大便溏，小便自可，胸胁满不去者，与小柴胡汤。

（201）阳明病，脉浮而紧者，必潮热，发作有时，但浮者，必盗汗出。

【综说】

《伤寒明理论·潮热》说："伤寒潮热，何以明之？若潮水之潮，其来不失其时也。一日一发，指时而发者，谓之潮热。若日三五发者，即是发热，非潮热也。潮热属阳明，必于日晡发者，乃为潮热。……邪气入于胃而不复传，邪气郁而为实热，随王而潮，是以日晡所发潮热者，属阳明也。惟其属阳明，故潮热为可下之证。"

健康人每天在日晡时体温都要稍为升高一点，肠胃有热邪后，体温到日晡时更会成比例地升高，这可能是构成"潮热"的原因之一。正因为潮热是肠胃热证的征象，所以是里热证的标志之一。但是，治疗里热证，有清法、泻法的不同，热而不实（大便不硬），只宜清解，热而实者，才能泻下。

"潮热"只能标志"里热"，还不能代表"里实"。例如第208条用大承气汤，症见腹满、大便硬、潮热；第209用大承气汤，症见大便微硬、潮热；第220条用大承气汤，症见大便难而谵语、潮热；三条都有"大便硬"这一里实证主证。

又如第104条，只是胸胁满而呕、潮热，所以用小柴胡汤；第209条，明白地指出虽见潮热，但大便不硬，便不能给以承气汤；第214条，尽管症见潮热、谵语，给以小承气汤时还要审慎，观察是否有失气来进退方药；第229条，尽管症见潮热，但大便是稀溏的，也只能用小柴胡汤来清解。这些都是张仲景在临床上的宝贵经验，因此，《伤寒明理论》说"潮热为可下之证"，那是大大值得考虑的。

（四）寒热往来

【条文】

（96）伤寒五六日中风，往来寒热，胸胁苦满，嘿嘿不欲饮食，心烦喜呕。……

（97）血弱气尽，腠理开，邪气因入，与正气相搏，结于胁下，正邪分争，往来寒热，休作有时，嘿嘿不欲饮食，藏府相连，其痛[28]必下，邪高痛下，故使呕也，小柴胡汤主之。……

（136）伤寒十余日，热结在里，复往来寒热者，与大柴胡汤。……

（147）伤寒五六日，已发汗而复下之，胸胁满微结，小便不利，渴而不呕，但头汗出，往来寒热，心烦者，此为未解也。柴胡桂枝干姜汤主之。

【综说】

《伤寒明理论·寒热》说："往来寒热，属半表半里之证，邪居表多，则多寒，邪居里多，则多热，邪气半在表半在里，则寒热亦半矣，审其寒热多少，见其邪气浅深矣，小柴胡汤专主往来寒热。"

"往来寒热"，就是寒热来去分明，寒时便不热，热时也不寒，如疟疾热型就是"往来寒热"的代表。但疟疾的往来寒热为一日一发，或数日一发，而伤寒的往来寒热，是一日一二发或二三发不等，这是与疟疾的不同点。

"往来寒热"的性质，为机体抗力与病邪争斗互不相下的征象。之所以称作是半表半里证，是从其病变的性质言，并不是从病变部位言。往来寒热，既是半表半里的性质，因而治疗时，既不能发表，也不能攻里，只能采用和解方法，方用小柴胡汤。这是认识和治疗半表半里证的关键，病证纵然有偏表偏里的时候，亦只能在和解的基础上来加减进退。如第136条偏于里热，就用大柴胡汤来偏于清里；第147条偏于里寒，就用柴胡桂枝干姜汤来偏于温里。但是"和解"的原则是基本没有变动的。

（五）自汗

1. 表证自汗

【条文】

（54）病人脏无他病，时发热，自汗出而不愈者，此卫气[29]不和也，先其时发汗则愈，宜桂枝汤。

（53）病常自汗出者，此为营气和，营气和者，外不谐[30]，以卫气不共营气[31]谐和故尔，以营行脉中，卫行脉外，复发其汗，营卫和则愈，宜桂枝汤。

（95）太阳病，发热汗出者，此为荣弱卫强，故使汗出，欲救邪风者，宜桂枝汤。

【综说】

《伤寒明理论·自汗》说："自汗者，谓不因发散而自然汗出者是也。"为什么会自然地出汗呢？《伤寒明理论》解释说："邪气干[32]于卫气，气不能卫固于外，则皮肤为之缓，腠理为之疏，由是津液妄泄，濈濈然润，漐漐然出，谓之自汗也。"换句话说，也就是体温升高了（卫不固），汗腺扩张了（皮肤缓，腠理疏），汗液就不断地（濈濈、漐漐）排泄出来了。

上列三条桂枝汤证，都是属于表证"自汗"。凡属表证的自汗，多有发热、恶风、恶寒等症同时出现，前面恶寒、恶风、发热中所举的条文，都可以参考。凡属表证的自汗，总要用轻剂的解表药如桂枝汤之类来治疗，使其汗出而愈。

同时表证自汗者，多为阳虚表弱之人，不仅不可误治，就是解表药用量大了也会发生演变，论中的第 20、62、64、68、82、88 各条，都是过汗的坏证，不能不留意。

2. 里热证自汗

【条文】

（182）问曰：阳明病外证云何？答曰：身热汗自出，不恶寒反恶热也。

（203）阳明病，本自汗出，医更重发汗，病已差，尚微烦不了了[33]者，此必大便硬故也。……

（213）阳明病，其人多汗，以津液外出，胃中[34]燥，大便必硬，硬则谵语，小承气汤主之。……

（253）阳明病，发热汗多者，急下之，宜大承气汤。

（192）阳明病，初欲食，小便反不利，大便自调，其人骨节疼，翕翕如有热状，奄[35]然发狂，濈然汗出而解者，此水不胜谷气[36]，与汗共并，脉紧则愈。

（268）三阳合病，脉浮大，上关上，但欲眠睡，目合则汗。

【综说】

里热证的"自汗"与表热证的有所不同。汪琥说："汗自出者，府中实热，则津液受其蒸迫，故其汗则自出也。又此条（指第 182 条）汗自出，与太阳中风汗自出亦有异，太阳病，则汗虽出而不能透，故其出亦甚少。此条病则汗由内热蒸出，其出必多而不能止也。"（《伤寒论辨证广注·卷之六》）可见里热自汗的汗量，要比表证的汗量多。唯其热盛汗量多，所以往往大便干燥。第 213 条说

"阳明病，其人多汗，以津液外出，胃中燥，大便必硬"，就是很好的说明。

里热自汗症，既跑不出阳明病的范围，如何来对待它呢？不外清、泻二法。热而不实，用清热法，如白虎汤之类；热而实，用泻下法，如承气汤之类。凡属里热自汗，总少有恶寒的，所以第182条便明白地指出"不恶寒，反恶热"。《伤寒明理论》亦说："若汗出而不恶寒者，此为表解而里未和也。"

3. 亡阳的自汗

【条文】

（155）心下痞[37]，而复恶寒汗出者，附子泻心汤主之。

（346）伤寒六七日不利，便发热而利，其人汗出不止者，死，有阴无阳故也。

（353）大汗出，热不去，内拘急[38]，四肢疼，又下利厥逆而恶寒者，四逆汤主之。

（283）病人脉阴阳俱紧[39]，反汗出者，亡阳也。……

（389）既吐且利，小便复利，而大汗出，下利清谷，内寒外热，脉微欲绝者，四逆汤主之。

【综说】

汗液出自血浆，汗排泄多了，血浆被过分地分泌，体内的营养液便感觉缺乏，这就是所谓"伤津"。人体的细胞组织需要适当的温度，汗出多了，体温的放散亦多，体温到了不能维持生活力的时候，就叫作"亡阳"，也就是汗出多了可以招致亡阳的道理。

"阳"是维持人体生活的原动力，假如津伤而阳不亡，津液还有再生的希望；如果阳亡失了，津液亦无从持续。所以上列条文都侧重用四逆汤、干姜、附子等温经回阳药，企图回复其亡失的真阳，只要真阳存在，便无虞阴津的不复生了。

（六）无汗

【条文】

（31）太阳病，项背强几几，无汗恶风，葛根汤主之。

（35）太阳病，头痛发热，身疼腰痛，骨节疼痛，恶风，无汗而喘者，麻黄汤主之。

（196）阳明病，法多汗，反无汗，其身如虫行皮中状者，此以久虚故也。

（197）阳明病，反无汗，而小便利，二三日呕而咳，手足厥者，必苦头痛，若不咳不呕，手足不厥者，头不痛。

（294）少阴病，但厥无汗，而强发之，必动其血，未知从何道出，或从口鼻，或从目出者，是名下厥上竭，为难治。

【综说】

《伤寒明理论·无汗》说："伤寒无汗，何以明之？腠理者，津液凑泄之所为腠，文理缝会之中为理。津液为风暑湿气所干，外凑皮腠者，则为自汗出；若寒邪中经，腠理致密，津液内渗，则无汗，无汗之由，又有数种，如伤寒在表，及邪行于里，或水饮内蓄，与亡阳久虚，皆令无汗。"

第31、35两条，即是表邪的无汗；第196、197两条，是阳虚无汗；第294条，是津伤的无汗。《伤寒明理论》所指的水饮内蓄无汗证，即28条"桂枝去桂加茯苓白术汤证"，参见本书辨治的法则中利法。

（七）头眩、头痛

1. 头眩

【条文】

（198）阳明病，但头眩，不恶寒，故能食而咳，其人咽必痛，若不咳者，咽不痛。

（67）伤寒若吐若下后，心下逆满，气上冲胸，起则头眩，脉沉紧，发汗则动经[40]，身为振振摇者，茯苓桂枝白术甘草汤主之。

（82）太阳病发汗，汗出不解，其人仍发热，心下悸，头眩，身𣊫动，振振欲擗地者，真武汤主之。

（297）少阴病，下利止而头眩，时时自冒[41]者，死。

【综说】

"头眩"就是指头目眩运，虽只言"头"，实包括有"目"。《伤寒明理论·头眩》中说："眩也，运也，冒也，三者形俱相近，有谓之眩运者，有谓之眩冒者，运为运转之运，世谓之头旋者是矣。冒为蒙冒之冒，世谓之昏迷者是矣。"

"头眩"总分虚实两证，虚证多为头贫血，实证多为脑充血。第198、67条，都是实证头眩，第198条是热证为热实，第67条是饮证为寒实。第82、297条都是虚证头眩，第82条是虚阳外脱，用真武汤来回阳，第297是虚阳上脱，主死。

2. 头痛

【条文】

（13）太阳病，头痛发热，汗出恶风，桂枝汤主之。

（35）太阳病，头痛发热，身疼腰痛，骨节疼痛，恶风，无汗而喘者，麻黄汤主之。

（56）伤寒不大便六七日，头痛有热者，与承气汤，其小便清者，知不在里，仍在表也，当须发汗，若头痛者必衄，宜桂枝汤。

（92）病发热头痛，脉反沉，若不差，身体疼痛，当救其里，四逆汤方。

（378）干呕，吐涎沫，头痛者，吴茱萸汤主之。

【综说】

《难经》说："手三阳之脉，受风寒，伏留而不去者，则名厥头痛。"古人说三阳经脉和厥阴经脉都上至头部，所以都有头痛症。三阳头痛，多属表属热；厥阴头痛，属里属寒。第13、35条，都是太阳表证；第56条的前半段，便是阳明里热证。在表宜发表，所以用桂枝汤或麻黄汤；在里宜攻里，所以用承气汤。第92、378条，都是阴证虚证，第92条为阳虚，所以用四逆汤来扶阳，第378条是阴寒证，所以用吴茱萸汤来温散里寒。

（八）悸

1. 心悸原因

【条文】

（49）脉浮数者，法当汗出而愈。若下之，身重心悸者，不可发汗，当自汗出乃解。……

（64）发汗过多，其人叉手自冒心 [42]，心下悸，欲得按者，桂枝甘草汤主之。

（127）太阳病，小便利者，以饮水多，必心下悸，小便少者，必苦里急也。

（264）少阳中风，两耳无所闻，目赤，胸中满而烦者，不可吐下，吐下则悸而惊。

【综说】

《伤寒明理论·悸》说："悸者，心忪[43]是也，筑筑惕惕然动，怔怔忪忪不能自安者是矣。心悸之由，不越二种：一者气虚也，二者停饮也。""心悸"即是心脏悸动，也有叫作"怔忡"，《伤寒明理论》说的气虚心悸，就属于这种。

"心悸"主要是由于心阳不足，血液虚少，血压有低落的趋势，心脏发生代偿性的搏动兴奋，因而便感觉心悸亢进了。"心下悸"与"心悸"不同，"心下"是胃的部位，而不是心。胃里为什么会悸动？这是由于胃里停有水饮的关系，《伤寒明理论》所指的第二类原因，就属于这一种。

上所列举的第 64、49、264 条，属于心悸者；第 127 条，属于心下悸者。两种不同的悸动，在治疗上截然不同。

2. 心悸治例

【条文】

（102）伤寒二三日，心中悸而烦者，小建中汤主之。

（177）伤寒脉结代[44]，心动悸，炙甘草汤主之。

（318）少阴病，四逆[45]，其人或咳，或悸……

（356）伤寒厥而心下悸，宜先治水，当服茯苓甘草汤，却[46]治其厥，不尔，水渍入胃[47]，必作利也。

（65）发汗后，其人脐下悸者，欲作奔豚[48]，茯苓桂枝甘草大枣汤主之。

（82）太阳病发汗，汗出不解，其人仍发热，心下悸，头眩，身𣶡动，振振欲擗地者，真武汤主之。

【综说】

第 102、177、318、82 条，是讲阳虚性质的心悸，也就是《伤寒明理论》所指的气虚心悸；所用小建中汤、炙甘草汤、真武汤等，都是不同的扶阳剂；真武证虽说"心下"，实际不是指胃，仍为心阳的衰弱。第 356、65 条，是讲水饮性质的心悸，也就是《伤寒明理论》所指的停饮心悸，所用茯苓甘草汤、茯苓桂枝甘草大枣汤都着重利水。

总的说来，心悸和心下悸都是由于阳弱，不过心悸是心阳弱，心下悸是脾阳或胃阳弱就是了。

（九）胸胁满

【条文】

（37）太阳病，十日以去[49]，脉浮细而嗜卧者，外已解也。设胸满胁[50]痛者，与小柴胡汤。……

（229）阳明病，发潮热，大便溏，小便自可，胸胁满不去者，与小柴胡汤。

（230）阳明病，胁下硬满，不大便而呕，舌上白胎者，可与小柴胡汤。……

（99）伤寒四五日，身热恶风，颈项强，胁下满，手足温而渴者，小柴胡汤主之。

（266）本太阳病不解，转入少阳者，胁下硬满，干呕不能食，往来寒热……

（36）太阳与阳明合病，喘而胸满者，不可下，宜麻黄汤。

（96）伤寒五六日中风，往来寒热，胸胁苦满。……

（104）伤寒十三日不解，胸胁满而呕，日晡所发潮热……此本柴胡证……

（21）太阳病，下之后，脉促[51]胸满者，桂枝去芍药汤主之。

【综说】

《伤寒明理论·胸胁满》说："胸胁满者，谓胸膈间气塞满闷也，非心下满者也；胁满者，谓胁肋下气胀填满也，非腹满者也。邪气自表传里，必先自胸膈，以次经心胁而入胃，邪气入胃，为入府也，是以胸满多带表证，胁满者，当半表半里证也。"

治疗胸满偏于表证者，上面列举的第36、21条都是具体的例子，一个用麻黄汤，一个用桂枝去芍药汤；少阳证胸胁满，属于半表半里的病变，所以列举的各条都用小柴胡汤；第104条，病偏于里热，治以大柴胡汤，不能单纯地攻里；古人以"胸"为阳的部位，"两胁"是少阳的部位，病变均不深而浅在，所以称为表证或半表半里证；假若病变超过了胸胁在更深的部位，便是里证了，这是古人在临床上，通过长时间的经验，所得出的病变性质的结论。

（十）心下满、心中满

【条文】

（166）病如桂枝证，头不痛，项不强，寸脉微浮，胸中痞硬，气上冲喉咽，不得息[52]者，此为胸有寒[53]也，当吐之，宜瓜蒂散。

（205）阳明病[54]，心下硬满者，不可攻之，攻之利遂不止者死，利止者愈。

（355）病人手足厥冷，脉乍[55]紧者，邪结在胸中，心下满而烦，饥不能食者，病在胸中，当须吐之，宜瓜蒂散。

【综说】

《伤寒蕴要》说："凡心下满者，正在心之下，胃之上也，此自满，而非下之所致。"（《伤寒论纲目·卷九》引）所言"胸中痞硬""心下硬满""心下满",与"胸满"没有太大的区别。本证可分作虚实两种：第205条是虚满,所以不可攻;第166、355两条是实满,所以用涌吐剂。

心中满、心下满,病变都在中上焦,《内经》说"高者因而越之",因此,即使是实邪,亦只能用催吐法,使实邪从上窍排出,不能攻下法损伤其他的脏气,这是治疗法则之一。心中满、心下满等症状,在"结胸"和"痞"证都很常见,可参看。

（十一）腹满

1. 虚证腹满

【条文】

（66）发汗后,腹胀满者,厚朴生姜半夏甘草人参汤主之。

（273）太阴之为病,腹满而吐,食不下,自利益甚,时腹自痛。……

（279）本太阳病,医反下之,因尔腹满时痛者,属太阴也,桂枝加芍药汤主之。……

【综说】

《伤寒明理论·腹满》说:"腹满者,俗谓之肚胀是也。……腹满不减者,则为实也;若腹满时减者,又为虚也。……《金匮要略》曰,腹满时减,复如故,此虚寒从下上也,当以温药和之。盖虚气留滞,亦为之胀,但比之实者,不至坚痛。大抵腹满,属太阴证也,阳热为邪者,则腹满而咽干;阴寒为邪者,则腹满而吐,食不下,自利益甚,时腹自痛（即上举的第273条）。太阴者,脾土也,治中央[56],故专主腹满之候。"

"腹满"是里证,有里虚、里实之分,上所列三条都是里虚证,都属于脾虚，因为脾主腹，诚如《伤寒明理论》所云。

2. 实证腹满

【条文】

（79）伤寒下后，心烦腹满，卧起不安者，栀子厚朴汤主之。

（208）阳明病脉迟，虽汗出，不恶寒者，其身必重……若腹大满不通者，可与小承气汤微和胃气，勿令至大泄下。

（241）大下后，六七日不大便，烦不解，腹满痛者，此有燥屎也，所以然者，本有宿食^[57]故也，宜大承气汤。

（249）伤寒吐后，腹胀满者，与调胃承气汤。

（254）发汗不解，腹满痛者，急下之，宜大承气汤。

（255）腹满不减，减不足言，当下之，宜大承气汤。

（322）少阴病，六七日，腹胀不大便者，急下之，宜大承气汤。

【综说】

以上列举的七条实证腹满，可分作四个类型：①热邪结于里，并不一定是有燥屎，可以清热消结为主要治法，如第 79 条；②热结邪实，大便不通，不仅胀满得很厉害，而且还伴有腹痛，应该攻下实邪，如第 208、241、254、255 四条都是；③尽管曾有虚证的过程，只要当前的里实症状很明显，仍得攻里，无所顾忌，如第 322 条；④腹满症，只要是中下焦的病变，都应从下焦治，不应从上焦治，治上焦是无益的，不仅下焦的实邪去不了，反而有损于中上焦，第 249 条便是例子。

（十二）少腹满、少腹硬

【条文】

（124）太阳病，六七日表证仍在，脉微而沉，反不结胸，其人发狂者，以热在下焦，少腹当硬满，小便自利者，下血乃愈，所以然者，以太阳随经[58]，瘀热在里故也，抵当汤主之。

（125）太阳病，身黄，脉沉结[59]，少腹硬，小便不利者，为无血也。小便自利，其人如狂者，血证谛[60]也，抵当汤主之。

（126）伤寒有热，少腹满，应小便不利，今反利者，为有血也，当下之，不可余药[61]，宜抵当丸。

（340）病者手足厥冷，言我不结胸，小腹满，按之痛者，此冷结在膀胱关元[62]也。

（137）太阳病，重发汗而复下之，不大便五六日，舌上燥而渴，日晡所小有潮热，从心下至少腹硬满而痛不可近者，大陷胸汤主之。

【综说】

《伤寒明理论·少腹满》中说："少腹满者，脐下满是也。少腹者，下焦所治。《难经》曰：下焦者，当膀胱上口，主分别清浊，其治在脐下。邪气自上而下，至于下焦，结而不利，故少腹满也。……《内经》谓清阳出上窍，浊阴出下窍，当出不出，积而为满，是在上而满者，气也，在下而满者，物也，所谓物者，溺与血尔，邪气聚于下焦，则津液不得通，血气不得行，或溺或血，留滞于下，是生胀满而硬痛也。"

上列第124、125、126、137四条，都属于这类的硬满症，不过有蓄血、蓄水的区分；前三条都是蓄血热证，第137条是蓄水证；无论蓄血、蓄水，都属里实证，唯第126条微带表证，但仍需用下法，所以说"不可余药"。第340条虽为里证，却系寒邪，而不是热实，症见手足厥冷；《医宗金鉴》谓本证的小便当数而白，也就是下焦的阳虚证，陆渊雷主张用附子汤，真武汤亦可以用。

（十三）不能食、能食

1. 吐下后的不能食

【条文】

（120）太阳病……一二日吐之者，腹中饥，口不能食，三四日吐之者，不喜糜粥，欲食冷食，朝食暮吐。……

（98）得病六七日，脉迟浮弱，恶风寒，手足温，医二三下之，不能食，而胁下满痛，面目及身黄，颈项强，小便难者，与柴胡汤，后必下重……

【综说】

陆渊雷说："腹中饥，口不能食，当是食入即吐。凡食入即吐，责其胃热，朝食暮吐，责其胃寒。寒，谓贫血，谓机能衰减；热，谓充血，谓机能亢盛。一二日、三四日，谓病之浅深，不可拘泥日数，病尚浅而误吐之，则胃受刺激而为热，故食入即吐，虽饥不能食，病渐深而误吐之，则胃受刺激而充血，故不喜糜粥，欲食冷食，然其机能已衰减，故朝食暮吐也。"（《伤寒论今释·卷三》）

误吐后，都可能导致"不能食"，临床上总以分别寒、热、虚、实为要。至于攻下后的"不能食"，也和误吐导致的差不多，仍须分辨寒、热、虚、实。如上列的第98条，便属虚证，所以小柴胡汤便不能用了。

2. 胃寒证的不能食

【条文】

（191）阳明病，若中寒者，不能食，小便不利，手足濈然汗出，此欲作固瘕[63]，必大便初硬后溏，所以然者，以胃中冷，水谷不别故也。

（194）阳明病，不能食，攻其热必哕[64]，所以然者，胃中虚冷故也，以其人本虚，攻其热必哕。

（226）若胃中虚冷，不能食者，饮水则哕。

【综说】

"胃中冷"或"胃中虚冷"，是指脾胃虚弱证，并不是指胃里寒冷的感觉。既是脾胃虚弱，不仅食欲不好，抑且消化不良，所以便"不能食"。

上列三条，均为阳明中焦虚寒证，亦即中焦火土衰微的证候。张锡驹云："夫胃气壮，则谷消而水化，若胃中虚冷，则谷不消，而不能食，夫既不能食，则水必不化，故饮水则哕，胃中虚冷，复饮以水，两寒相得，是以发哕。"（《伤寒论直解·卷四》）

凡属这等证候，《医宗金鉴》中用理中汤加丁香、吴茱萸，温而降之，确有经验。

3. 有燥屎的不能食

【条文】

（215）阳明病，谵语有潮热，反不能食者，胃中[65]必有燥屎五六枚也，若能食者，但硬耳，宜大承气汤下之[66]。

【综说】

张璐云："此以能食不能食，辨燥结之微甚也。详仲景言，病人潮热谵语，皆胃中热盛所致，胃热则能消谷，今反不能食，此必热伤胃中津液，气化不能下行，燥屎逆攻于胃[67]之故，宜大承气汤急祛亢极之阳，以救垂绝之阴。"（《伤寒缵论·卷上》）

4. 病欲解的能食

【条文】

（270）伤寒三日，三阳为尽，三阴当受邪，其人反能食而不呕，此为三阴不受邪也。

（339）伤寒热少微厥，指头寒，嘿嘿不欲食，烦躁。数日小便利，色白[68]者，此热除也，欲得食，其病为愈。……

（384）……下利后，当便硬，硬则能食者愈。今反不能食，到后经中，颇能食，复过一经能食，过之一日当愈……

【综说】

病变过程中，能够吃东西，是脾气不败、胃机能好的征象，所以总是主病愈；诊脉亦以脾胃脉的强弱来判断病变的良否，也就是这个道理。如第270条，从其"能食"便可以判断病不会再发展；第339、384两条，均从其"能食"而判断其预后良好。无他，由其胃气不病耳！

5. 死证的能食

【条文】

（333）伤寒脉迟，六七日，而反与黄芩汤彻其热，脉迟为寒，今与黄芩汤，复除其热，腹中应冷，当不能食，今反能食，此名除中[69]，必死。

（332）……凡厥利者，当不能食，今反能食者，恐为除中。……

【综说】

日人山田正珍氏说："除中反能食者，胃气将绝，引食以自救故也，譬诸富家暴贫，强作骄奢，以取一时之快，不祥莫大焉，不死何矣。《易》曰，枯杨生华，何可久也。"（《伤寒论集成·卷九》）

"除中""能食",即是胃阳将绝前的虚性兴奋,实际是胃气虚寒至极的反应,所以总属死证。

提 纲

（1）恶风、恶寒,只是两种轻重不同的感觉,但在临床上确有表证和虚证的区分。

（2）发热,略分作表热、里热、虚热、阳气未泯的发热等四种类型;表热、里热,都是实证,虚热、阳气未泯的发热,都是虚证。

（3）潮热,是里热症状;有的热而实,有的热而不实;热而实者才能泻下,热而不实者只需清热就行了。

（4）寒热往来,是半表半里症状,虽有偏表、偏里的不同,治疗总须以和解为基础。

（5）自汗,分表证、里热证、亡阳证几个类型。表证自汗,多属表虚;里证自汗,常为里实;亡阳自汗,往往是虚脱的由来。

（6）无汗,分表邪的无汗与里证的无汗,里证的无汗有亡阳、津伤、水饮内蓄之不同。

（7）头眩、头痛,均不外分虚、实两途。

（8）悸动,其原因不是"气虚"便是"水饮",即使是水饮的悸动,亦以偏于阳虚的为最多见。

（9）胸满,多属表证;胁满,多属半表半里证;而两者均为阳证。

（10）心下满、心中满,病变均在中上焦,均为阳位,不能轻率议"下"。

（11）腹满,有虚实两证,虚证多为脾胃虚寒,实满总是胃肠的热邪或实邪引发。

（12）少腹硬满，不是由于"蓄水"就是由于"蓄血"，无论蓄水、蓄血，均为里实证，但亦有寒湿满痛的阳虚证。

（13）不能食，有虚证、实证之别，虚证常为脾胃虚寒，实证常为胃肠燥结。能食，有阳气还、阳外越的区分，阳气还者"能食"是病变好转的征象，阳外越的"能食"多属险证。

复习题

（1）表证自汗，为什么说是表虚，应该怎样治疗？

（2）虚证的恶风、恶寒与表证的恶风、恶寒，有哪些不同，怎样区分？

（3）为什么说悸动总是偏于阳虚？

（4）试述胸满和腹满的不同性质。

（5）潮热既是里热症状，都可以泻下吗？

注 解

[1]"恶寒"和"恶风"，基本是一个道理，"恶寒"指没有风亦自恶，"恶风"指有风才恶，因此，"恶寒"的病较重，"恶风"的病较轻。

[2]"反"，作"又"字解。

[3]"其背恶寒者"，是指阳虚证。成无己云："背为阳，背恶寒者，阳气弱，阴气胜也。"（《注解伤寒论·卷第六》）

[4]"当灸之"，《补亡论》常器之云："当灸膈俞、关元穴。"膈俞在第七椎下，旁开约二横指处；关元在脐下三寸。两穴都能治阳虚证。

[5]"踡",音"全",为真阳败绝的症状。《玉篇》云:"踡蹋不伸也。"

[6]"几几",陆渊雷说:"《说文》之几,所以状短羽之飞,非所以状项背之强,且项背强者,不得伸摇,成氏(指成无己)乃谓伸颈摇身,伸引其头,非也。《豳风》'赤舄几几',《毛传》云:几几,绚貌。释文不出音,则当读如几案之几。绚者,履头饰,郑注《士冠礼》云:绚之言拘也,以为行戒,状如刀衣鼻,在履头。然则《豳风》之几几,所以状绚之强,《伤寒论》之几几,亦所以状项背之强,其读皆当如几案矣。"(《伤寒论今释·卷一》)

[7]"遂漏不止",这是阳虚表不固的结果。陆渊雷说:"发汗之法,当使遍身絷絷微汗,不可令如水流离,遂漏不止,即汗出如水流离也。"(《伤寒论今释·卷一》)

[8]"惕"音"剔",作"怵惕"讲;"眶"音"润"的第二声,作"掣动"讲;"筋惕肉眶",即是指体液脱失引发筋肉跳动的症状而言。

[9]"阳浮而阴弱"的意思是,轻诊脉搏则现浮象,稍重按之便感到脉的搏动不太鼓指,故是"阴阳"指"沉浮"而言。

[10]"啬啬"音"色色","悭吝怯退"的意思;"淅淅"音"息息",是指微风的声音;"翕翕",音"吸吸",轻附浅合貌的描述。

[11]"荣弱卫强",气的作用叫作"卫",血的作用叫作"荣";汗出于血,因为出汗所以荣弱,热生于气,因为发热所以卫强。成无己说:"荣者阴也,卫者阳也,发热汗出,阴弱阳强也。"(《注解伤寒论·卷第三》)

[12]"瞑"音"名",作"寐"字解;"目瞑",即指因高热、

心烦、晕眩而欲闭目求得一时安静的形态。

[13]"麻黄汤主之"句，应在"此当发其汗"句下面，这是古人的倒装句法。

[14]"越"作"散"字讲；"热越"，也就是"热放散"的意思。

[15]"日晡所"参见"'三阴三阳'辨证体系"注[17]。

[16]"蒸蒸"，即是对发热的同时又不断地出汗的一种描述。钱潢云："犹釜甑之蒸物，热气蒸腾，从内达外，气蒸湿润之状。"（《伤寒溯源集·卷之六》）

[17]"差"为"瘥"的异体字，读同"菜"字音，病除也，愈也，如读成"叉"字音，便不能作这样的解释了；"若"字作"乃"字讲，与《周语》"必有忍也，若能有济也"同一意义。

[18]"瞤动"，《医宗金鉴》云："身瞤动者，蠕蠕然瞤动，阳虚液涸，失养于经也。"（《订正仲景全书伤寒论注·太阳下篇》）

[19]"擗"音"匹"，作"倒"字解；"振振"，是耸动不已的描述。

[20]"泯"读同"敏"字音，作"尽"字讲。

[21]"少阴"，指少阴经太溪穴，在内踝后跟骨动脉陷中处。

[22]"脉迟"，阳明病的脉迟，是由于高热烧灼，迷走神经兴奋的缘故，迷走神经兴奋，就会使心脏的搏动变慢。

[23]"濈"音"即"，水疾流的描述，这里是指汗出得很多很快的意思。

[24]"丸药"，是汉时流行的一种热性的泻下成品药，多为甘遂、巴豆等药合成。

[25]"脉滑而疾"，脉管的张缩都快，脉搏波充实流利，便是

"滑疾脉"，常见于高热期，为心动亢进的征象。

[26]"转气"，转气即转失气；章太炎云："失气，即今言放屁，此乃汉人常语耳。"

[27]"漐"音"直"；"漐漐"，小雨不断地下的描述，这里是在描述手足的汗不断在出。

[28]"其痛"，原注云"痛，一作病"，"病"字的意义较好。成无己云："邪在上焦为邪高，邪渐传里为痛下。"（《注解伤寒论·卷第三》）

[29]"卫气"，卫气既在脉管之外，又不循经，遍于周身四体，又能温暖皮肤腠理，能开能阖，因而卫气功能便相当于现在所说的"体温调节作用"。《灵枢·营卫生会》云："卫在脉外。"《灵枢·卫气》云："其浮气之不循经者为卫气。"《灵枢·本脏》云："卫气者，所以温分肉，充皮肤，肥腠理，司开阖者也。"

[30]"外"，仍指在外表的卫气；《素问·生气通天论》说："阳者，卫外而为固也。""谐"，作"和"字讲；两个"营气和"的"和"字应作"饱和"讲。

[31]"营气"，是指血液的作用而言。《灵枢·卫气》云："精气之行于经者为营气。"《灵枢·营卫生会》云："营行脉中。"《灵枢·邪客》云："营气者，泌其津液，注之于脉，化以为血，以荣四末，内注五脏六腑。"

[32]"干"作"犯"字解。

[33]"了了"，即"了然轻快"的意思。

[34]"胃中"，包括整个消化道，尤其是偏于指肠道，凡"胃家实""胃中有燥屎"等，都是一个意义。

［35］"奄"音"眼"，忽也。

［36］"谷气"，犹言正气；成无己云："水不胜谷气，是阴不胜阳也。"（《注解伤寒论·卷第五》）

［37］"心下"，即是"胃"的部位；"心下痞"，即胃部现痞满。

［38］"内拘急"，即是肚腹里有极不舒适的感觉。汪琥云："此寒气深入于里，寒主收引，当是腹以内拘急。"（《中寒论辨证广注·卷中》）

［39］这里的"紧脉"，是营养不良、组织萎缩所致，不同于第3条、第192条实证脉管壁紧张的紧脉。

［40］"动经"，成无己解释为"外动经络"，就是由于发汗而牵动了经络内外的营血卫气的意思。

［41］"冒"，钱潢云："冒者，蒙冒昏晕也，虚阳上冒于巅顶，则阳已离根而上脱。"（《伤寒溯源集·卷之九》）

［42］"叉手"，即两手的手指相交状；"冒"，作"复"字讲；"冒心"，即是两手交叉复按着心脏部。

［43］"忪"音"中"，"心动不定"的意思，又可以作"惊"字解。

［44］"结代"，指结脉和代脉，都是歇止脉。"结脉"的歇止特点是，经停止后，后来的若干搏动便特别加快，企图借以补偿曾经歇止的至数；"代脉"的歇止特点是，停止后，没有加速补偿的搏动。结代脉，总是由于心肌衰弱，心脏张缩自有歇止的现象。

［45］"四逆"是指"四肢厥逆"。只是手或足冷，叫作"厥"；上冷至肘，下冷至膝，叫作"逆"。

［46］"却"，是"退后一步"的意思，也就是稍缓一点的意思。

[47]"胃"，这里基本还是指的肠道而言。

[48]"奔豚"，是心、肝、肾三脏的气分病，凡心气先伤，肝气便挟肾邪以上逆的，常患本病。《金匮要略·奔豚气病脉证治第八》中云："奔豚病，从少腹起，上冲咽喉，发作欲死，复还止。"

[49]"十日以去"，犹言"十日以上"。

[50]"胁"，指身躯两侧，从腋下至肋骨尽处，都叫作"胁"或"胁肋"。

[51]"脉促"，即是脉搏很促急的形状，切脉时指下觉得脉搏相当的躁急，是正气努力抵抗疾病的表现。高阳生《脉诀》云："促者，阳也，指下寻之极数，并居寸口曰促。"

[52]"不得息"，这是呼吸有障碍，俗曰"换不过气来"，就是这个意思。

[53]"寒"，指痰饮寒湿而言。

[54]"阳明病"，这里是指胃肠病，并不是指身热、汗出、大便硬的里实证之阳明病。

[55]"乍"，作"忽"字解。

[56]"太阴者，脾土也，治中央"，太阴属脾，脾属土，土居中央，因此，"中央"即是代表"脾"；"治"作"居处"解。

[57]"有宿食"，舒驰远云："所言有宿食者，即胃家实之互辞。"（《伤寒集注·卷五》）

[58]"随经"，古人称本病传变为他病，而本病的病根并没有除去，都叫作"随经"。如太阳病演变为阳明病，这个过程便是"太阳随经"，犹言疾病随着太阳经脉的传导而变化了。

[59]"沉结"，是血栓塞，血循环有障碍的脉搏，即是在沉部

时而有息止的脉象。钱潢云："结则脉来动而中止，气血凝滞，不相接续之脉也。"（《伤寒溯源集·卷之一》）

[60]"谛"音"帝"，作"审"字解；方有执云："言如此则为血证审实，无可复疑也。"

[61]"余"，羡余也，太过的意思；"余药"，是指太过的药物。

[62]"关元"，是任脉的经穴，在脐下三寸腹白线中，深部容小肠。

[63]"固瘕"，即《难经》所说的"大瘕泄"，以其深固不易愈，所以称"固瘕"。这条的"阳明病"，是指胃肠病而言，不包括高热、脉洪大、烦渴等症。

[64]"哕"音"月"，即"呃逆"。

[65]"胃中"，是指"肠道"。

[66]"承气汤"句，应在"燥屎"句下面，这里是补出其所用之方。

[67]"燥屎逆攻于胃"，是指燥屎的热气逆攻。

[68]"色白"，即"小便清畅"的意思。

[69]"除中"，成无己云："除，去也，中，胃气也，言邪气太甚，除去胃气，胃欲引食自救，故暴能食。"（《注解伤寒论·卷第六》）柯韵伯云："除中，则反见善食之状，如中空无阳，今俗云食禄将尽者是也。"（《伤寒论注·卷四》）

四、症状的分辨（中）

（十四）小便不利、小便利

1. 亡津液的小便不利

【条文】

（59）大下之后，复发汗，小便不利者，亡津液故也，勿治[1]之，得小便利，必自愈。

（110）太阳病，二日反躁，凡熨[2]其背而大汗出，大热入胃。胃中水竭，躁烦，必发谵语。十余日，振栗自下利者，此为欲解也，故其汗从腰以下不得汗，欲小便不得，反呕欲失溲，足下恶风，大便硬，小便当数，而反不数，及不多，大便已，头卓然[3]而痛，其人足心必热，谷气[4]下流故也。

（107）伤寒八九日，下之，胸满烦惊，小便不利，谵语，一身尽重，不可转侧者，柴胡加龙骨牡蛎汤主之。

（203）阳明病，本自汗出，医更重发汗，病已差，尚微烦不了了者，此必大便硬故也。以亡津液，胃中干燥，故令大便硬。当问其小便日几行。若本小便日三四行，今日再行，故知大便不久出，今为小便数少，以津液当还入胃中，故知不久必大便也。

（242）病人小便不利，大便乍难乍易[5]，时有微热，喘冒不能卧者，有燥屎也，宜大承气汤。

（20）太阳病，发汗，遂漏不止……其人恶风，小便难。……

（111）太阳病中风，以火劫发汗，邪风被火热，血气流溢，失其常度，两阳相熏灼，其身发黄。阳盛则欲衄，阴虚小便难。阴阳俱虚竭，身体则枯燥，但头汗出，剂[6]颈而还，腹满微喘，口干咽烂，或不大便，久则谵语，甚者至哕，手足躁扰，捻衣摸床[7]，小便利者，其人可治。

【综说】

《伤寒大白》[8]说："医者欲知病人脏腑，必要问其从内走出者，故凡病当验二便。仲景以小便不利、小便赤，定伤寒里热，以小便利、小便白，定里无热。"《伤寒论》对小便的辨识自然没有这样的机械，但小便之利不利却和病变是有密切关系的。

这里所列举的小便不利症，都是由于津液亡失所造成的。所谓津液亡失，就是体内水分的过分消耗，如过汗、过下、过吐，都是亡失津液的主要原因。因此在施用汗法、吐法、下法时，总要注意到"存津液"这个问题。津液亡失而导致的小便不利，治疗时要注意如何使津液得到恢复，而不是再利小便，关于这个道理，第59、110、203条都有很好的说明。

2. 蓄水的小便不利

【条文】

（223）若脉浮发热，渴欲饮水，小便不利者，猪苓汤主之。

（71）太阳病……若脉浮，小便不利，微热消渴[9]者，五苓散主之。

（156）本以下之，故心下痞，与泻心汤，痞不解，其人渴而口燥烦，小便不利者，五苓散主之。

（147）伤寒五六日，已发汗而复下之，胸胁满微结，小便不利……柴胡桂枝干姜汤主之。

【综说】

体内停有水饮而小便不利，这是排尿机能发生了障碍，不责之肾，便责之膀胱。如五苓散证的小便不利，责于肾；猪苓汤证的小便不利，便在膀胱。根据临床经验，正因为五苓散证的病变在肾，所以少腹不满；正因为猪苓汤证病变在膀胱，所以少腹多满。惟第147条的小便不利，是水邪停蓄在少阳三焦经，故用柴桂干姜汤的和解利水法。

3. 亡津液的小便利

【条文】

（244）……病人不恶寒而渴者，此转属阳明也。小便数[10]者，大便必硬，不更衣[11]十日，无所苦也……

（247）趺阳脉浮而涩[12]，浮则胃气强，涩则小便数，浮涩相搏，大便则硬，其脾为约[13]，麻子仁丸主之。

（250）太阳病，若吐、若下、若发汗后，微烦，小便数，大便因硬者，与小承气汤和之愈。

（233）阳明病，自汗出，若发汗，小便自利者，此为津液内竭，虽硬不可攻之，当须自欲大便，宜蜜煎导而通之。……

【综说】

前面（蓄水的小便不利）所列举的小便不利则关乎全身的水分减少、津液亡失，所以病情较重；这里列举的亡失津液，是限于肠道里的水分缺乏而言，小便利而大便硬的亡失津液病变较轻，因为这是局部的。

即使是局部的津液亡失，仍须考虑保持津液，所以第233条说"虽硬不可攻"，纵然热甚，亦只合用小承气汤就行了。

4. 蓄血的小便利

【条文】

（124）……其人发狂者，以热在下焦，少腹当硬满，小便自利者，下血乃愈……抵当汤主之。

（125）太阳病，身黄，脉沉结，少腹硬……小便自利，其人如狂者，血证谛也，抵当汤主之。

（126）伤寒有热，少腹满，应小便不利，今反利者，为有血也……

【综说】

"蓄血"为什么小便很通畅呢？钱潢说："热在阴分血分，无伤于阳分气分，则三焦之气化仍得运行，故小便自利也。"（《伤寒溯源集·卷之一》）

蓄血证，仍属于热证、实证、里证，所以才用抵当汤的攻破剂。

5. 小便利不利与发黄的关系

【条文】

（187）……太阴者，身当发黄，若小便自利者，不能发黄。……

（200）阳明病，被火[14]，额上微汗出，而小便不利者，必发黄。

（199）阳明病，无汗，小便不利，心中懊𢙐[15]者，身必发黄。

（278）伤寒脉浮而缓，手足自温者，系在太阴。太阴当发身黄，若小便自利者，不能发黄。……

（134）太阳病……但头汗出，余处无汗，剂颈而还，小便不利，身必发黄。

（195）阳明病，脉迟，食难用饱，饱则微烦头眩，必小便难，此欲作谷疸 [16]。……

（206）阳明病，面合色赤，不可攻之，必发热色黄者，小便不利也。

【综说】

陆渊雷说："黄疸病之治愈，黄色素必以小便为尾闾 [17]，观乎黄疸病人之小便奇黄，而茵陈以利小便治疸，可以知也。若使胆汁混入血液之始，其小便本自通利，则胆汁随入随泄，不致淤滞于肌肉而发黄，故曰小便自利者，不能发黄。"（《伤寒论今释·卷六》）

相反，小便不通利，黄色素没有去路，便无从排泄，所以小便不利的，便要发黄了。

6. 小便色白

【条文】

（56）伤寒不大便六七日，头痛有热者，与承气汤，其小便清者，知不在里，仍在表也。……

（282）……若小便色白者，少阴病形悉具。小便白者，以下焦虚有寒，不能制水，故令色白也。

（339）伤寒……烦躁数日，小便利，色白者，此热除也。……

【综说】

"小便色白"是小便清亮的意思。从上列条文可以看出，小便清亮有三种情况，第一主无里证，第二主阳虚证，第三是里热消退的征象。因为太阳主膀胱小肠，如两腑有热，小便势必赤痛；如小便清，是病邪仍在太阳之经而未入于腑，所以主无里证。

　　小便白，为什么主无阳呢？曹颖甫云："考久病之人，小便必黄，黄者，阳气未绝于内也。至下焦虚寒，不能制阴寒之水，则肾阳已绝，故不受阳热蒸化，而小便反白，固知久病而小便色白者，皆危证也。"（《伤寒发微·少阴篇》）程应旄云："此条下半截曰小便利色白，则上半截小便短色赤可知。"（《伤寒论后条辨·厥阴篇》）于此可知，"色白"即清亮而不赤的意思，非如白羽之白也。程之说指第339条言。

（十五）不大便

1. 实证不大便

【条文】

　　（56）伤寒不大便六七日，头痛有热者，与承气汤。……

　　（208）阳明病……手足濈然汗出者，此大便已硬也，大承气汤主之。……

　　（212）伤寒……不大便五六日，上至十余日，日晡所发潮热……谵语者，大承气汤主之。……

　　（220）……潮热，手足漐漐汗出，大便难而谵语者，下之则愈，宜大承气汤。

　　（239）病人不大便五六日，绕脐痛，烦躁，发作有时者，此有燥屎，故使不大便也。

　　（241）大下后，六七日不大便，烦不解，腹满痛者，此有燥屎也，所以然者，本有宿食故也，宜大承气汤。

　　（252）伤寒六七日，目中不了了[18]，睛不和[19]，无表里证[20]，大便难，身微热者，此为实也，急下之，宜大承气汤。

　　（322）少阴病，六七日，腹胀不大便者，急下之，宜大承气汤。

（179）问曰：病有太阳阳明，有正阳阳明，有少阳阳明，何谓也？答曰：太阳阳明者，脾约是也；正阳阳明者，胃家实是也；少阳阳明者，发汗利小便已，胃中燥烦实，大便难是也。

【综说】

以上所举各条，都是阳明热实证的"不大便"，即是胃肠热盛，大便坚干不得出的证候。轻则症见潮热、自汗、烦躁、腹满痛；重则症见谵语、目中不了了、睛不和。这样的热盛里实证，总宜攻下为是。如第322条，是少阴病转变而成的里证，选用承气汤来急下。

张子和云："《内经》曰：'脾为之使，胃为之市。'人之食饮甘苦酸咸百种之味，杂凑于此，壅而不行，荡其旧而新之，亦脾胃之所望也。"（《儒门事亲·卷二》）《素问·六元正纪大论》云："土郁则夺之。"《伤寒论》对里实证的"不大便"，以"泻下"为唯一的方法，也就是这一理论的发展，所以王冰注解这句话时说："夺，谓下之令无壅碍也。"

2. 虚证不大便

【条文】

（214）……与承气汤一升……若不转气者，勿更与之，明日又不大便，脉反微涩者，里虚也，为难治，不可更与承气汤也。

（209）……若不大便六七日，恐有燥屎，欲知之法，少与小承气汤，汤入腹中，转失气者，此有燥屎也，乃可攻之。若不转失气者，此但初头硬，后必溏，不可攻之，攻之必胀满不能食也。欲饮水者，与水则哕。……

（251）……若不大便六七日，小便少者，虽不受食，但初头硬，后必溏，未定成硬，攻之必溏。……

【综说】

阳虚人不大便，一面固为阳气衰弱不能推送，主要的还是由于肾燥的关系。《内经》说："北方黑色，入通于肾，开窍于二阴。"（《素问·金匮真言论》）又说："肾苦燥，急食辛以润之。"（《素问·脏气法时论》）

以上三条的"不大便"，都属于阳虚证，所以都不宜攻下，纵然有"初头硬"的阻塞情况，亦只能用当归、肉苁蓉之类，把仅有的一点硬便润滑下来，这就是"辛以润之"的道理，《伤寒论》没有列处方，特补述如此。

3. 伤津不大便

【条文】

（213）阳明病，其人多汗，以津液外出，胃中燥，大便必硬，硬则谵语，小承气汤主之，若一服谵语止者，更莫复服。

（218）伤寒四五日，脉沉而喘满，沉为在里，而反发其汗，津液越出，大便为难，表虚里实，久则谵语。

（203）阳明病，本自汗出，医更重发汗，病已差[21]，尚微烦不了了者，此必大便硬故也，以亡津液，胃中干燥，故令大便硬。……

（247）趺阳脉浮而涩，浮则胃气强，涩则小便数，浮涩相搏，大便则硬，其脾为约，麻子仁丸主之。

（245）脉阳微[22]而汗出少者，为自和也，汗出多者，为太过。阳脉实，因发其汗，出多者，亦为太过。太过者，为阳绝于里[23]，亡津液，大便因硬也。

（250）太阳病，若吐、若下、若发汗后，微烦，小便数，大便因硬者，与小承气汤和之愈。

【综说】

以上所举各条的津液亡失，都是由于发汗、催吐、泻下、利小便等，过分夺取水分所造成，因而各条证候，基本都属于阳性证，正因为如此，所以无论小承气汤也好，麻子仁丸也好，都有大黄、枳实、厚朴等攻下药。张石顽说："或问干结之甚，硝黄亦可暂用否？曰：承气汤用硝黄，乃伤寒邪热入里，胃液干枯，肾水涸竭，故宜急下以救阴津为务。"（《张氏医通·卷七》）既伤津而犹用攻下药的理由是：一是因为这些证候基本属阳性证；二是正如张石顽所说，目的在急下救阴津。

但如老人、虚人，以及病后肾水本亏以致大便燥结的，便不能一概施用这种方法。张石顽治失血后烦渴、大便不通的，用一味生地黄捣汁服；大病后，不得寐，大便不通的，用一味熟枣仁擂水去滓，煮粥频食；血枯而大便燥结的，用熟地黄蜜煎服；老人血枯便闭的，用生地黄、当归身、鲜首乌各四两，广皮一两，熬膏炖热服；肾脏血虚大肠风秘的，用生何首乌捣自然汁一盏，和白蜜顿热服。这些方法很值得采用。

（十六）下利

1. 下利的原因

【条文】

（32）太阳与阳明合病[24]者，必自下利……

（277）自利不渴者，属太阴，以其脏有寒故也，当温之，宜服四逆辈[25]。

（282）……自利而渴者，属少阴也，虚故引水自救……

（105）……若自下利者，脉当微厥[26]，今反和者[27]，此为内实也，调胃承气汤主之。

【综说】

"下利"就是"腹泻"。成无己说："伤寒自利多种，须知冷热虚实消息。"（《伤寒明理论·自利》）如第 32 条是偏于表证的下利，第 277、282 两条为虚寒证下利，第 105 条为里热证下利。即此已足以说明无论表里寒热虚实邪气，都足以招致下利，不能执一而论。

2. 表证下利

【条文】

（34）太阳病，桂枝证，医反下之，利遂不止，脉促者，表未解也，喘而汗出者，葛根黄芩黄连汤主之。

（32）太阳与阳明合病者，必自下利，葛根汤主之。

【综说】

《伤寒明理论·自利》说："太阳阳明合病，为在表者也，虽曰下利，必发散经中邪气而后已。"第 34 条是表证而有里热的下利，第 32 条是表证而无里热的下利。所以前条着重解表而清里热，后条只是着重解太阳表邪，达到和阳明之里的目的就行了。

3. 里热证下利

【条文】

（371）热利下重者，白头翁汤主之。

（373）下利欲饮水者，以有热故也，白头翁汤主之。

（375）下利后更烦，按之心下濡者，为虚烦[28]也，宜栀子豉汤。

【综说】

《黄帝内经》说:"火淫所胜,则焰明郊野,寒热更至。民病注泄赤白,少腹痛,溺赤,甚则血便,少阴同候。"(《素问·至真要大论》)又说:"脐以上皮热,肠中热,则出黄如糜。"(《灵枢·师传》)这些都是里热下利的症状在《内经》中的描述。同时里热下利,多手足不寒而脉数,大便秽气逼人,也是临床上所习见的。上列两条文的里热下利候,症状不具备,因此略述如此。

凡里热下利,多为实证。所以用白头翁、秦皮清凉祛血分之热;用黄连、黄柏之苦燥除下焦之湿;湿热去,利便止。

但是,还另有一种热利,便不能与此同日而语了。如第163条说:"太阳病,外证未除,而数下之,遂协热而利,利下不止,心下痞硬,表里不解者,桂枝人参汤主之。""协"当"虚"字或"怯"字讲,就是正气虚怯;所谓"热",是指太阳病发热、恶寒的表邪,并不是真正的热邪;所谓"协热",就是正气虚而表邪内陷的意思,所以才用桂枝人参汤的辛温药来培补正气以缓解表邪。

4. 虚寒证下利

【条文】

(225)脉浮而迟,表热里寒[29],下利清谷者,四逆汤主之。

(353)……下利厥逆而恶寒者,四逆汤主之。

(317)少阴病,下利清谷,里寒外热,手足厥逆,脉微欲绝,身反不恶寒,其人面色赤,或腹痛,或干呕,或咽痛,或利止脉不出者,通脉四逆汤主之。

(370)下利清谷,里寒外热,汗出而厥者,通脉四逆汤主之。

(315)少阴病,下利脉微者,与白通汤,利不止,厥逆无脉,干呕烦者,白通加猪胆汁汤主之。……

（316）少阴病，二三日不已，至四五日，腹痛，小便不利，四肢沉重疼痛，自下利者，此为有水气……真武汤主之。

（325）少阴病，下利，脉微涩，呕而汗出，必数更衣，反少者[30]，当温其上，灸之[31]。

（159）伤寒服汤药，下利不止，心下痞硬。服泻心汤已，复以他药下之，利不止，医以理中与之，利益甚，理中者，理中焦，此利在下焦，赤石脂禹余粮汤主之，复不止者，当利其小便。

【综说】

《景岳全书》中说："脾弱者，因虚所以易泻，因泻所以愈虚，盖关门不固，则气随泻去，气去则阳衰，阳衰则寒从中生，固不必外受风寒而始谓之寒也。且阴寒性降，下必及肾，故泻多必亡阴，谓亡其阴中之阳耳，所以泄泻不愈，必自太阴，传于少阴。"（《卷二十四·杂证谟·泄泻·论证》）

以上所列各条的虚寒证下利，就是阳虚而寒生的证候，并不同于外感风寒的"寒"，其实质就是阳虚，因而各条处方都以温经扶阳的四逆汤为主。"阳"，即指功能言，下利的阳虚，不责之脾阳便责之肾阳；脾主吸收，运输津液，脾的机能弱了，便不能很好地发挥吸收作用，至津液下迫而腹泻；肾主分别清浊，肾的机能衰减了，失掉分清泌浊的作用，便水谷不分而下利。

《伤寒明理论·自利》说："自利宜若可温，理中白通，诸四逆辈，皆温脏止利之剂。"都尽见于以上各条了。

5. 伤阴证下利

【条文】

（310）少阴病，下利咽痛，胸满[32]心烦，猪肤汤主之。

（319）少阴病，下利六七日，咳而呕渴，心烦不得眠者，猪苓汤主之。

【综说】

"下利"会直接损伤津液，所以下利伤阴自是意料中事。第310条阴伤而热不盛，第319条阴伤而虚火炽；所以前者用润法，后者重清法；润所以滋燥，清所以存津；伤阴虽属同类，而一润一清，法又迥然各别。

6. 气郁证下利

【条文】

（318）少阴病，四逆，其人或咳，或悸，或小便不利，或腹中痛，或泄利下重者，四逆散主之。

【综说】

《医宗金鉴》说："四逆，虽属阴盛不能外温，然亦有阳为阴郁，不得宣达，而令四肢逆冷者，故有或咳或悸或小便不利，或腹中痛泄利下重诸证也。今但四逆而无诸寒热证，是既无可温之寒，又无可下之热，惟宜疏畅其阳，故用四逆散主之。"（《订正仲景全书伤寒论注·少阴篇》）这段话即是说，本证并不是真正的阳虚，而是阴盛格阳于里，阳气不能外达的郁结证，是气血循环有障碍所致。

7. 里实证下利

【条文】

（321）少阴病，自利清水，色纯青，心下必痛，口干燥者，可下之，宜大承气汤。

（374）下利谵语者，有燥屎也，宜小承气汤。

【综说】

《伤寒明理论·自利》说："肠胃有积结，与下焦客邪，皆温剂不能止之，必也或攻泄之，或分利之而后已。"这说明下利不仅有热证，还有里实证，非攻泄不能除去。

为什么下利还有里实证呢？陆渊雷说："自利清水，即后人所谓热结旁流也，因肠中有燥屎，刺激肠黏膜，使肠液分泌异常亢进所致，色纯青，则胆汁之分泌亦亢进矣。"（《伤寒论今释·卷七》）《医宗金鉴》亦说："燥屎不在大便硬与不硬，而在里之急与不急，便之臭与不臭也。"（《订正仲景全书伤寒论注·阳明篇》）

可见"燥屎"无非是燥热性质粪便的意思，并不一定是干燥。因此，下利与燥屎，并不矛盾的，尽管大便是通的（指"下利"），仍得用攻泄的方剂来清热去实。《素问·至真要大论》所谓"通因通用"，就是这个道理。

8. 半表半里证下利

【条文】

（104）伤寒十三日不解，胸胁满而呕，日晡所发潮热，已而微利，此本柴胡证……先宜服小柴胡汤以解外，后以柴胡加芒硝汤主之。

（165）伤寒发热，汗出不解，心下痞硬，呕吐而下利者，大柴胡汤主之。

（172）太阳与少阳合病，自下利者，与黄芩汤……

【综说】

病在半表半里者，只宜和解。第104条，病在十三日以上还有伤寒表证，是偏于半表，所以先用小柴胡汤；第165条，已出汗而痞硬、下利犹甚，是偏于半里，所以用大柴胡汤；第172条，表里邪气无所轻重，所以用黄芩汤抑阳泄阴、平调脾胃来和解。

9. 下利治疗的原则

【条文】

（152）太阳中风，下利呕逆，表解者，乃可攻之。……

（372）下利腹胀满，身体疼痛者，先温其里，乃攻其表，温里宜四逆汤，攻表宜桂枝汤。

（385）恶寒脉微而复利，利止，亡血也，四逆加人参汤主之。

【综说】

"下利"，本是里证，依据里证的虚实寒热而治疗是不会有错的。如同时有表证存在时，也得配合里证的虚实而治疗。如第152条，是表里两实证，所以要先解表后攻里；第372条，是表里两虚证，所以要先温里后解表。第358条，基本属于阳虚证，所以便得用四逆加人参汤来温里扶阳。

10. 下利机势的好转

【条文】

（360）下利有微热而渴，脉弱者，今自愈。

（361）下利脉数，有微热汗出，今自愈。……

（367）下利脉数而渴者，今自愈，设不差，必清脓血，以有热故也。

（287）少阴病，脉紧，至七八日，自下利，脉暴微，手足反温，脉紧反去者，为欲解也，虽烦下利，必自愈。

（292）少阴病，吐利，手足不逆冷，反发热者，不死，脉不至者，灸少阴七壮。

（288）少阴病下利，若利自止，恶寒而踡卧，手足温者，可治。

【综说】

上列各条都在记述下利病机的好转，主要表现在阳气的逐渐恢复。第 360、361 两条的"微热"，第 292 条的"发热"，第 367 条的"脉数"，第 287、288 两条的"手足温"，都是阳气好转的征象。陆渊雷说："津伤而阳不亡者，其津自能再生，阳亡而津不伤者，其津亦无后继。是以良工治病，不患津之伤，而患阳之亡。阳明病之津液干枯，津伤而阳不亡也，撤其热则津自复，少阴病之津液干枯，阳亡而津不继也，回其阳则津自生。"（《伤寒论今释·卷一》）上列各证，津虽已伤，阳却未亡，所以是病机好转的现象。

11. 下利病机的恶化

【条文】

（362）下利手足厥冷，无脉者，灸之不温，若脉不还，反微喘者，死。……

（346）伤寒六七日不利，便发热而利，其人汗出不止者，死，有阴无阳故也。

（295）少阴病，恶寒，身蜷而利，手足逆冷者不治。

（297）少阴病，下利止而头眩，时时自冒者[33]，死。

（357）伤寒六七日，大下后，寸脉沉而迟，手足厥逆，下部脉不至[34]，喉咽不利，唾脓血，泄利不止者，为难治。……

（296）少阴病，吐利躁烦，四逆者，死。

（345）伤寒发热，下利至甚，厥不止者，死。

（300）少阴病，脉微细沉，但欲卧，汗出不烦，自欲吐，至五六日，自利，复烦躁不得卧寐者，死。

（369）伤寒下利，日十余行，脉反实者[35]死。

【综说】

前面所举下利病机好转的情况，是因为阳气犹在；这里所列举下利病机恶化各条，是因为阳气亡失。

如各条中所述的"无脉""不温""恶寒""身瞤""手足逆冷""脉沉迟不至""厥不止"等症状，无一不是由于阳气亡失所造成的。至于"微喘""汗出不止""时时自冒""躁烦"等，是阳气将脱未脱的机势。

《伤寒明理论·自利》云："大抵下利脱气至急，五夺之中，此为甚者。《金匮要略》曰：六腑气绝于外者，手足寒；五脏气绝于内者，利下不禁。"气绝于外，即是阳气的外脱、上脱，第362条的"微喘"，第346条的"汗出不止"属之。气绝于内，即是阳气的下脱，第357条的"泄利不止"属之。

12. 下利顺逆机势的窥测

【条文】

（358）伤寒四五日，腹中痛，若转气下趣[36]少腹者，此欲自利也。

（368）下利后脉绝，手足厥冷，晬时脉还，手足温者生，脉不还者死。

（315）少阴病，下利脉微者，与白通汤，利不止，厥逆无脉，干呕烦者，白通加猪胆汁汤主之。服汤脉暴出者死，微续者生。

（366）下利脉沉而迟，其人面少赤，身有微热，下利清谷者，必郁冒汗[37]出而解，病人必微厥，所以然者，其面戴阳[38]，下虚故也。

（365）下利，脉沉弦者，下重也。脉大者，为未止。脉微弱数者，为欲自止，虽发热，不死。

【综说】

通过以上所举条文，可以知道下利的好转与否，仍决定于阳气是否能恢复。第358条，腹痛、转气下趣，是脾阳虚弱、阴邪里盛，所以便是下利发作之征。以下几条：脉绝、手足冷是阳气衰，脉还、手足温是阳气回；脉暴出是阳气衰，脉微续是阳气回；下虚面戴阳是阳气衰，面少赤、身微热是阳气回。阳气衰者凶，阳气回者吉，这是窥测下利机转的关键。参照前面病机好转和恶化两部分来理解，就更为全面了。

（十七）便脓血

1. 便血的先兆

【条文】

（114）太阳病，以火熏之，不得汗，其人必躁，到经[39]不解，必清血[40]，名为火邪。

（293）少阴病，八九日，一身手足尽热者，以热在膀胱，必便血也。

（334）伤寒先厥后发热，下利必自止，而反汗出，咽中痛者，其喉为痹[41]。发热无汗，而利必自止，若不止，必便脓血，便脓血者，其喉不痹。

（341）伤寒发热四日，厥反三日，复热四日，厥少热多者，其病当愈，四日至七日，热不除者，必便脓血。

（258）若脉数不解，而下不止，必协热便脓血也。

（339）伤寒……若厥[42]而呕，胸胁烦满者，其后必便血。

（363）下利，寸脉反浮数，尺中自涩者，必清脓血。

（367）下利脉数而渴者，今自愈，设不差，必清脓血，以有热故也。

（84）淋家不可发汗，发汗必便血。

【综说】

《释名》说："脓，醸也，汁醸厚也。"（《卷一·释形体》）"脓血"，即所下之血颇稠浓的意思，不必解释为溃脓的"脓"。

张景岳说："大便下血，多由肠胃之火，盖大肠小肠，皆属于胃也，但血在便前者，其来近，近者，或在广肠，或在肛门，血在便后者，其来远，远者，或在小肠，或在于胃，虽血之妄行，由火者多，然未必尽由于火也。"（《景岳全书·卷三十·杂证谟·血证·便血论治》）

上列各条，多半都属热证。第114条，为热邪内陷，属实证；以下各条虽为热邪，阴却先伤；第84条是尿血证，只是附列于此。

2. 便血治例

【条文】

（306）少阴病，下利便脓血者，桃花汤主之。

（307）少阴病，二三日至四五日，腹痛，小便不利，下利不止，便脓血者，桃花汤主之。

（308）少阴病，下利便脓血者，可刺[43]。

【综说】

第306、307两条，均为虚寒滑脱证，所以都用桃花汤来温寒涩血；第308条与前部分所举的第293条是一致的，所以便用刺法来泄热，可刺少阴经的幽门、交信等穴。

（十八）衄血

1. 阳盛衄血

【条文】

（46）太阳病，脉浮紧，无汗，发热身疼痛，八九日不解，表证仍在，此当发其汗。服药已，微除，其人发烦目瞑[44]，剧者必衄，衄乃解，所以然者，阳气重故也，麻黄汤主之[45]。

（111）太阳病中风，以火劫发汗，邪风被火热，血气流溢，失其常度，两阳相熏灼，其身发黄。阳盛则欲衄……

（227）脉浮发热，口干鼻燥，能食者则衄。

（202）阳明病，口燥但欲漱水，不欲咽[46]者，此必衄。

【综说】

《伤寒明理论·衄血》云："《千金翼》曰，吐血有三种，一曰肺疽，二曰伤胃，三曰内衄。既吐血家谓之内衄，则其鼻中出血者，可谓之外衄，是经络之血妄行也，经络热盛，阳气拥重，迫血妄行，出于鼻，则为衄。"

凡衄血不是因表热者，就是血热。第46、111两条都是表热；第227、202两条，都是血热；表热宜表散，血热宜清解。

2. 强迫发汗可致衄血

【条文】

（294）少阴病，但厥无汗，而强发之，必动其血，未知从何道出，或从口鼻，或从目出者，是名下厥上竭[47]，为难治。

【综说】

张锡驹说："但厥无汗者，阳气微也，夫汗虽血液，皆由阳气之熏蒸宣发而出也，今少阴生阳衰微，不能蒸发，故无汗，强发之，不能作汗，反动其经隧之血，从空窍而出也。"（《伤寒论直解·卷五》）

"下厥"即是亡阳，"上竭"即是伤津，既伤津又亡阳，所以云"难治"。

3. 衄血为自愈之机势

【条文】

（47）太阳病，脉浮紧，发热身无汗，自衄者愈。

【综说】

《医宗金鉴》说："太阳病凡从外解者，惟汗与衄二者而已，今既失汗于营，则营中血热，妄行自衄，热随衄解，必自愈矣。"（《订正仲景全书伤寒论注·太阳中篇》）

热随衄解，一般又称为"发红汗"，因汗亦为血之液也。

4. 衄血治疗原则

【条文】

（86）衄家不可发汗，汗出必额上陷脉[48]急紧，直视不能眴[49]，不得眠[50]。

【综说】

成无己云："衄者，上焦亡血也。若发汗，则上焦津液枯竭，经络干涩，故额上陷脉急紧。诸脉者，皆属于目，筋脉紧急，则牵引其目，故直视不能眴。眴，瞬合目也。《针经》曰：阴气虚则目不瞑。"（《注解伤寒论·卷第三》）这些都是高度伤阴的结果。

（十九）渴

1. 热盛口渴

【条文】

（26）服桂枝汤，大汗出后，大烦渴不解，脉洪大者，白虎加人参汤主之。

（168）伤寒若吐若下后，七八日不解，热结在里，表里俱热，时时恶风，大渴，舌上干燥而烦，欲饮水数升者，白虎加人参汤主之。

（170）伤寒脉浮，发热无汗，其表不解，不可与白虎汤，渴欲饮水，无表证者，白虎加人参汤主之。

（169）伤寒无大热，口燥渴，心烦，背微恶寒者，白虎加人参汤主之。

（222）若渴欲饮水，口干舌燥者，白虎加人参汤主之。

（373）下利欲饮水者，以有热故也，白头翁汤主之。

【综说】

《伤寒溯源集》云："夫渴与不渴，乃有热无热之大分别也。里无热邪，口必不渴，设或口干，乃下焦无火，气液不得蒸腾，致口无津液耳。然虽渴亦不能多饮。若胃果热燥，自当渴欲饮水，此必然之理也。宁有里无热邪，而能饮水者乎？"（《伤寒溯源集·卷之十》）

高热，水分消耗过多了，所以便缺水发渴。上列各条都是高热伤津证，所以都用白虎加人参汤来清热生津止渴。白头翁汤，亦是清热有余的方剂。

2. 蓄水口渴

【条文】

（71）……若脉浮，小便不利，微热消渴者，五苓散主之。

（74）中风发热，六七日不解而烦，有表里证[51]，渴欲饮水，水入则吐者，名曰水逆，五苓散主之。

（72）发汗已，脉浮数，烦渴者，五苓散主之。

（244）太阳病……渴欲饮水，少少与之，但以法救之，渴者，宜五苓散。

【综说】

五苓散证，主要是由于肾脏泌尿机能障碍，小便不利，血液中水毒充积，胃肠便不能再吸收水分入血，胃里亦发生蓄水而唾腺和口腔黏膜不再分泌，所以感觉口渴，这是体液代谢障碍的结果。

因而，缺水或蓄水，同样会引起口渴。缺水的口渴，便补充水分，如白虎加人参汤，一面清热，一面生津；蓄水的口渴，便要利水，五苓散之所以能止渴，主要就是能排除蓄水，他如猪苓汤证（第223、319条）的口渴，亦同一理由，不过猪苓汤证的病变在膀胱就是了。

3. 伤阴口渴

【条文】

（282）少阴病，欲吐不吐，心烦，但欲寐，五六日自利而渴者，属少阴也，虚故引水自救……

（329）厥阴病，渴欲饮水者，少少与之愈。

（326）厥阴之为病，消渴，气上撞心，心中疼热，饥而不欲食，食即吐蛔，下之利不止。

【综说】

《伤寒明理论·渴》云："邪气初传入里，热气散漫，未收敛成热，熏蒸焦膈，搏耗津液，遂成渴也，病人虽渴，欲得饮水，又不可多与之，若饮水过多，热少不能消，故复为停饮诸疾。"

凡属阴证的口渴，多半都没有实热，只是津液竭而虚阳扰的缘故。因此，不仅不要恣用寒凉，即水亦不能多与之。所列三条，都是阴伤而虚火扰于上之证，所以魏荔彤在第282条还主以附子汤温少阴。

（二十）呕吐

1. 半表半里证呕吐

【条文】

（146）伤寒六七日，发热，微恶寒，支节烦疼，微呕，心下支结[52]，外证未去者，柴胡桂枝汤主之。

（149）伤寒五六日，呕而发热者，柴胡汤证具，而以他药下之，柴胡证仍在者，复与柴胡汤。……

（33）太阳与阳明合病，不下利，但呕者，葛根加半夏汤主之。

（185）……伤寒发热无汗，呕不能食，而反汗出濈濈然者，是转属阳明也。

（379）呕而发热者，小柴胡汤主之。

（230）阳明病，胁下硬满，不大便而呕，舌上白胎者，可与小柴胡汤。上焦得通，津液得下，胃气因和，身濈然汗出而解。

【综说】

《伤寒明理论·呕吐》云："呕者，有声者也，俗谓之哕吐者，吐出其物也，故有干呕而无干吐，是以干呕则曰食谷欲呕，及吐则曰饮食入口即吐，则呕吐之有轻重可知矣。……大抵伤寒表邪欲传里，里气上逆，则为呕也，是以半表半里证，多云呕也。伤寒三日，三阳为尽，三阴当受邪，其人反能食而不呕，此为三阴不受邪，是知邪气传里者，必致呕也。"

"呕吐"虽为里证，而犹半偏于表者多见，所以临床治疗呕吐从少阳着手，最是万全。上列各条，除用柴胡等汤显然为半表半里证外，他如第33条也是由表病而引起里气不和之呕，第185条在没有转属阳明以前，仍为太阳表邪渐侵及里的征象，所以都属于半表里证。

2. 热证呕吐

【条文】

（172）太阳与少阳合病，自下利者，与黄芩汤，若呕者，黄芩加半夏生姜汤主之。

（173）伤寒胸中有热，胃中有邪气，腹中痛，欲呕吐者，黄连汤主之。

【综说】

《素问·至真要大论》云："诸逆冲上，皆属于火。"又说："诸呕吐酸，暴注下迫，皆属于热。"这些都是就呕吐热证而言。

凡属热证呕吐者，热去而呕止，黄芩、黄连均为主药；黄连汤中虽有温热药，是为驱中焦之寒用的，仍需赖黄连来清胸中之热。

3. 寒证呕吐

【条文】

（243）食谷欲呕，属阳明[53]也，吴茱萸汤主之。

（377）呕而脉弱，小便复利，身有微热，见厥者难治，四逆汤主之。

（378）干呕吐涎沫，头痛者，吴茱萸汤主之。

（324）少阴病，饮食入口则吐，心中温温[54]欲吐，复不能吐，始得之，手足寒，脉弦迟者，此胸中实，不可下也，当吐之。若膈上有寒饮，干呕者，不可吐也，当温之，宜四逆汤。

【综说】

《素问·举痛论》云："寒气客于肠胃，厥逆上出，故痛而呕也。"所谓"寒气"，是指阳虚而现的阴寒之气。吴茱萸汤和四逆汤都是温扶阳气的药，不过吴茱萸汤治疗偏于中上焦之寒，四逆汤治疗偏于中下焦之寒；吴茱萸汤着重扶脾阳、散寒气，四逆汤着重温肾阳、回厥逆。

4. 水气呕吐

【条文】

（40）伤寒表不解，心下有水气[55]，干呕发热而咳，或渴，或利，或噎[56]，或小便不利少腹满，或喘者，小青龙汤主之。

（152）太阳中风，下利呕逆，表解者，乃可攻之。其人漐漐汗出，发作有时，头痛，心下痞硬满，引胁下痛，干呕短气，汗出不恶寒者，此表解里未和也，十枣汤主之。

（319）少阴病，下利六七日，咳而呕渴，心烦不得眠者，猪苓汤主之。

【综说】

上列三条的呕吐，都因有水气引发。第40条是表未解而里有水气，第152条是表已解而里有水饮，第319条是阴伤而有停饮，所以各证的治疗虽迥然不同，而目的都要除水气以止呕逆。

5. 误治变证呕吐

【条文】

（103）太阳病，过经[57]十余日，反二三下之，后四五日，柴胡证仍在者，先与小柴胡，呕不止，心下急，郁郁[58]微烦者，为未解也，与大柴胡汤下之则愈。

（123）太阳病，过经十余日，心下温温欲吐，而胸中痛，大便反溏，腹微满，郁郁微烦。先此时自极吐下者，与调胃承气汤，若不尔者，不可与。但欲呕，胸中痛，微溏者，此非柴胡汤证，以呕，故知极吐下[59]也。

（158）伤寒中风，医反下之，其人下利日数十行，谷不化，腹中雷鸣，心下痞硬而满，干呕，心烦不得安。……

（359）伤寒本自寒下[60]，医复吐下之，寒格[61]更逆吐下，若食入口即吐，干姜黄芩黄连人参汤主之。

【综说】

所举四条误治引发的呕吐，前三条是表证误下引起，后一条是里虚误下引起。表证误下引发呕吐的，是邪陷于里气逆而呕；里虚误下引发呕吐的，是脾阳益伤气逆而呕。表证误治如邪未深入，仍当从表解；如邪已深入而成实证者，便得清里；里虚气逆，仍应补虚以降逆，所以人参、干姜万不可少。

6. 呕吐治疗原则

【条文】

（204）伤寒呕多，虽有阳明证，不可攻之。

（376）呕家有痈脓者，不可治呕，脓尽自愈。

【综说】

"呕吐"是气机向上、向外，所以古人认为呕偏于表，而《伤寒论》中首用桂枝汤，便有干呕症，可以想见；因此，呕症纵有阳明证，亦不能攻里，这是治呕的原则之一。治疗呕吐要用降逆止呕法，这是一般都了解的，但亦必明确导致呕吐原因之所在。第376条虽是举例，已足以类推应用了。

（二十一）哕

1. 哕的原因

【条文】

（194）阳明病，不能食，攻其热必哕，所以然者，胃中虚冷故也，以其人本虚，攻其热必哕。

（226）若胃中虚冷，不能食者，饮水则哕。

（380）伤寒大吐大下之，极虚，复极汗者，其人外气怫郁[62]，复与之水[63]，以发其汗，因得哕，所以然者，胃中寒冷故也。

（111）太阳病中风，以火劫发汗，邪风被火热……久则谵语，甚者至哕……

【综说】

"哕"即是"呃逆"。张志聪说："高子曰：遍阅诸经，止有哕而无呃，则哕之为呃也，确乎不易……凡经论之言哕者，俱作呃解无疑。"（《伤寒论集注·阳明篇》）成无己说："胃受疾故哕。"（《伤寒明理论·哕》）

从上列条文来看，前三条都是说胃中虚冷才得哕，可见确属胃病，但有寒、热之分。前三条都是胃寒证，属胃气虚逆；后一条是胃热证，是热盛气逆。

2. 哕的治疗

【条文】

（231）阳明中风，脉弦浮大而短气，腹都满，胁下及心痛，久按之气不通[64]，鼻干，不得汗，嗜卧，一身及目悉黄，小便难，有潮热，时时哕，耳前后肿[65]，刺之小差[66]，外不解，病过十日，脉续浮者，与小柴胡汤。

（232）脉但浮，无余证者，与麻黄汤，若不尿，腹满加哕者，不治。

（381）伤寒哕而腹满，视其前后，知何部不利，利之即愈。

【综说】

"呃逆"，无论其为寒、为热、为虚、为实，总属于气分的病，没有"气"当然便不会呃逆了。第231条是少阳半表里的经气不和，所以用小柴胡汤来和解。第381条是里实不通、气不得下泄反而上逆，所以主利"前后"。第232条是闭证，三焦之气不复流通，邪气永无出路，所以主"不治"。

提　纲

（1）"小便利"是亡津液的先兆，"小便不利"是亡津液的后果；蓄水可以使小便不利，蓄血无妨于气，所以小便仍然通利。

（2）"黄疸病"以小便为尾闾，所以小便的利不利，会直接影响此病，最应留意。小便清利，亦有虚、实两面，应结合证候来辨识。

（3）实证之"不大便"，是里热邪盛。虚证之"不大便"分阴阳两种类型：阳虚证症见大便先硬后溏居多，为肾燥；阴虚证是津液损耗，症见大便坚干不得出，为脾约。

（4）"下利"总属里证，只是有寒、热、虚、实的不同，有表证时亦是表而兼里。

（5）"下利"可直接损耗津液，但治疗之关键还不在于此，重点应在扶阳，因为阴伤了阳不亡可望再生，亡了阳便毫无办法了。

（6）"便血"虽然多半属热，但便血后"阴"无有不伤的，所以便血的脉象多见"寸"反数而"尺"自涩。

（7）"衄血"总以表热居多，所以衄血后有的表证可以自愈；"衄血"也同"便血"一样，热自热，阴仍虚，因而"衄家"不能发汗。

（8）热盛、蓄水、伤津，都能使人口渴，热盛之渴必引饮，蓄水之渴常伴小便不利，伤津之渴总属虚热所以不能给水。

（9）"呕吐"多为半表半里证，唯偏于半表，所以呕症不能用攻里的疗法。

（10）"哕"即呃逆，约分寒、热两种类型，寒为虚，热为实，但无论为虚、为实，总属胃气上逆。

复习题

（1）试述小便利、小便不利都为亡津液的所以然。

（2）"不大便"是胃家实，为什么"下利"亦有实证呢？

（3）"衄"症不宜发汗，在临床上有什么意义？

（4）伤津固然发渴，为什么停饮也会使人渴呢？

（5）"呕"偏于表，你作如何体会？

（6）试分述寒热哕逆的所以然。

注 解

[1]"勿治"，是说不要用利小便的药，不是说不医治。

[2]"熨"，是古代热疗法之一。《灵枢·寿天刚柔》云："刺大人者，以药熨之。"《千金方》里有"熨背散"，计乌头、细辛、附子、羌活、蜀椒、桂心各一两，川芎一两二钱，捣筛，醋拌绵裹，微火炙令暖，以熨背上。（按：《千金方》中前六药各五两，未用醋拌，此处剂量用法，来自后世方书。）

[3]"头卓然"，即说"痛"的程度超越一般，这便叫"卓然而痛"。《释名》云："卓，超卓也。"

[4]"谷气"，即指饮食后所产生的热量，这种"谷气"，也叫作"阳气"。《灵枢·刺节真邪》云："真气者所受于天，与谷气并而充身者也。"意思是说人体的生存一面靠吸入天空间的真气，一面靠

饮食所变化的谷气。

[5]"大便乍难乍易"，王三阳云："此证不宜妄动，必以手按之脐腹有硬块，喘冒不能卧，方可攻之，何也？乍难乍易故也。"（《医宗金鉴·订正仲景全书伤寒论注·阳明篇》引）本条应分作两段看："时有微热"以上的症状，阴虚津少，不可攻下；"喘冒"以下的症状是热实证，才可攻下。

[6]"剂"读如"樵"，俗读如"基"字的音，作"齐截"两个字解；"剂颈而还"，犹言头出汗，到颈部就没有了。

[7]"撚"音"聂"，指捏也。"撚衣摸床"，是患者无意识地摸衣摸床，是神识不清的脑症状。

[8]《伤寒大白》，共四卷，是清代秦之桢著的书，书中每以河北、长沙与江浙对举，好像长沙亦在北方似的，殊欠精审。

[9]"消渴"，这里不是指饮一溲一的消渴病，而是指喝了不少的水仍觉口渴，水好像是暗中消失了似的。

[10]"数"读"朔"音，作"频数"解，就是"多"的意思。

[11]"更"读"艮"音；"更衣"即是更换衣服；古人入厕便要更换衣服，所以更衣就是"解大便"的意思。

[12]"趺阳"即"冲阳"穴，在足背的第二、第三跖骨间，分布有胫前动脉，属足阳明胃经，古人以"趺阳脉"候脾胃。"涩"脉，是阳虚脉，凡血虚津枯者脉搏总现"涩"；涩脉之象是虚细迟缓、枯涩而滞、往来极难。

[13]"其脾为约"，陆渊雷云："细释古书所谓脾，本指小肠之吸收作用，推而广之，一切脏器组织之吸收毛细动脉血以自养，淋巴管之吸收组织液，莫不谓之脾焉，脾约云者，肠部吸收肠道中水

分之力强，故小便数而大便硬，然其吸收动脉血以自养之力弱，故肠道之自身，无液为养，有似乎俭约，于是肠黏膜不能分泌黏液。以滑润其大便，又有似乎约束也。"（《伤寒论今释·卷六》）

[14]"火"，指火热疗法；如烧艾、火熏、熨背等，都是属于火热疗法。

[15]"懊"音"傲"；"憹"音"农"。心里极度的烦躁不安，便叫"懊憹"。

[16]"谷疸"，与现代所谓肠炎并发黄疸的说法颇近似。《金匮要略·黄疸病脉证并治第十五》云："谷气不消，胃中苦浊，浊气下流，小便不通，阴被其寒，热流膀胱，身体尽黄，名曰谷疸。"

[17]"尾闾"，是海水所从出的地方。语见《庄子》，其云："天下之水，莫大于海，万川归之，不知何时止而不盈，尾闾泄之，不知何时已而不虚。"换言之，"尾闾"好比一般所说的"漏洞"。（按：有的版本，"尾闾"二字作"依归"二字。）

[18]"目中不了了"，眼睛看东西不明了，就是"不了了"。

[19]"睛不和"，汪琥云："乃医者视病人之睛光，或昏暗，或散乱，是为不和。"（《伤寒论辨证广注·卷六》）

[20]"无表里证"，即是"无少阳半表半里证"的意思。

[21]"病已差"，见"症状的分辨（上）"注[17]。

[22]"脉阳微"，《医宗金鉴》云："脉阳微，谓脉浮无力而微也；阳脉实，谓脉浮有力而盛也。"（《订正仲景全书伤寒论注·阳明篇》）

[23]"阳绝于里"，程应旄说："阳气闭绝于内，而不下通也。"（《伤寒论后条辨·阳明篇第一》）

[24]"太阳与阳明合病",成无己云:"伤寒有合病,有并病。本太阳病不解,并于阳明者,谓之并病。二经俱受邪,相合病者,谓之合病,合病者,邪气甚也。"(《注解伤寒论·卷第三》)

[25]"辈",作"类"字解。

[26]"脉当微厥",是微厥脉,属于里虚证的脉搏,不是脉微而手足厥逆的意思。《伤寒论》原本"不可下"篇云:"厥者,脉初来大,渐渐小,更来渐大。"

[27]"反和者",意思是,若要脉与证不相背,当是滑、数、洪、大等脉。汪琥云:"反和者,言其脉与阳明府证不相背之意,若脉果调和,则无病矣。"(《伤寒论辨证广注·卷六》)

[28]"心下濡者,为虚烦",脉象空虚所以按之而"濡",就是脉"软弱"的意思,这是由于邪热未尽的缘故,不是由于胃实不除。柯韵伯云:"虚烦,对胃家实热而言,是空虚之虚,不是虚弱之虚。"(《伤寒论注·卷三》)

[29]"表热里寒",钱潢云:"虚阳在外故脉浮,阴寒在里故脉迟,所以下利清谷,此为真寒假热。"(《伤寒溯源集·卷之六》)

[30]"反少者",钱潢云:"必数更衣反少者,即里急后重之谓也。"(《伤寒溯源集·卷之九》)

[31]"当温其上,灸之",即是指在百会穴进行温灸治疗。方有执云:"上,谓顶百会是也。"(《伤寒论条辨·卷之五》)

[32]"满"同"懑"字,即"烦闷"的意思,不是"胀满"。

[33]"自冒者",见"症状的分辨(上)"注[41]。

[34]"下部脉不至",指足部趺阳脉的歇止而言。

[35]"脉反实者",陆渊雷云:"下利脉实,乃心脏起虚性兴奋,

以图背城借一，卒之心脏愈益罢散以死。余所经验，但觉血液在血管中劲疾直前，不复有波动起落，盖脉管已失弹力，而心脏之虚性兴奋未已也，若是者，其死不出一周时。"（《伤寒论今释·卷八》）

[36]"趣"音"娶"，作"疾"字讲，也就是"疾走"的意思。

[37]"必郁冒汗"，汪琥云："郁冒者，头目之际，郁然昏冒。乃真阳之气，能胜寒邪，里阳回而表和顺。"（《中寒论辨证广注·卷中》）

[38]"其面戴阳"，这是虚阳上泛、阴伤已极的证候。张璐云："戴阳者，面赤如微酣之状。阴证冷极发躁，面赤脉沉细，为浮火上冲，水极似火也。凡下元虚惫之人，阳浮于上，与在表之邪相合，则为戴阳。阳已戴于头面而不知者，更行表散，则孤阳飞越，危殆立至矣。"（《伤寒绪论·卷下》）

[39]"到经"，程应旄云："到经，随经入里也。"（《伤寒论后条辨·太阳篇第二》）

[40]"必清血"，方有执云："清血，便血也。"（《伤寒论条辨·卷之一》）

[41]"痹"，汪琥云："痹者，闭也，此以解咽中痛甚，其喉必闭而不通。"（《中寒论辨证广注·卷中》）

[42]"厥"，程应旄云："为热厥之例。"（《伤寒论后条辨·厥阴篇》）

[43]"可刺"，《补亡论》常器之云："可刺幽门、交信。"幽门，在腹上部第七肋软骨附着部下际；交信，在足内踝直上约二寸，均为少阴肾经穴。

[44]"瞑"音"明"，寐也；"目瞑"，是由于发高热、心烦、

晕眩，而欲闭目求得一时安静的状态。

[45]"麻黄汤主之"，这句应该读在"此当发其汗"句下。

[46]"咽"音"晏"，吞也。

[47]"下厥上竭"，陆渊雷云："下厥上竭，谓阳厥于下，阴竭于上，盖以真阳出于下焦肾中，故云下厥。"（《伤寒论今释·卷七》）

[48]"陷脉"，即深陷在额颅骨里面的经脉。《灵枢·九针十二原》云"针陷脉，则邪气出"，正与此相合。

[49]"眴"音"顺"，目动也。

[50]"不得眠"，这里是指上下眼睑闭不拢。

[51]"有表里证"，魏荔彤云："里证何？即所谓烦渴饮水，水入即吐是也；表证何？即前所谓头项强痛，而恶寒发热汗出是也。"（《伤寒论本义·卷之一》）

[52]"支结"，犹言"痞结"。

[53]"阳明"，这里是指"胃"而言，不是指阳明的热性证。

[54]"温温"，同"愠愠"，即是"烦闷欲吐"的自觉症状。

[55]"心下有水气"，陆渊雷云："小青龙之水气，即上述诸病（按：支气管炎等）之炎性渗出物，以其浸润而非停潴，故不曰饮而曰气。"（《伤寒论今释·卷八》）

[56]"噎"音"隘"，声败也，与"嗄"字同一意义。

[57]"过经"，柯韵伯云："经者，常也。过经，是过其常度，非经络之经也。"（《伤寒论注·卷三》）成无己解释为"日数过多"，两义相同。

[58]"郁郁"，犹言"闷闷"，即是对"烦"的描述。

[59]"极吐下"，犹言用峻吐、峻下之药。

[60]"寒下"，即指脾胃虚而导致的下利。

[61]"格"，作"拒"字解，是"不受"的意思；"寒格"，即指胃肠虚寒而不能接受和消化饮食而言。

[62]"外气怫郁"，即对表闭不得出汗的描述。

[63]"复与之水"，与服桂枝汤后吃热稀粥以助药力发汗，是一个道理。钱潢云："复与之暖水，以发其汗。"（《伤寒溯源集·卷之十》）

[64]"久按之气不通"，钱潢云："言不按已自短气，若久按之，则气愈不通，盖言其邪气充斥也。"（《伤寒溯源集·卷之六》）

[65]"耳前后肿"，陆渊雷云："耳前后肿，即并发流行性腮腺炎，《内经》所谓发颐，世俗所谓痄腮也。"（《伤寒论今释·卷六》）

[66]"刺之小差"，柯韵伯云："刺之，是刺足阳明（足三里），随其实而泻之。'少差'句，言内证俱减，但外证未解耳，非刺耳前后，其肿少差之谓也。"（《伤寒论注·卷三》）

五、症状的分辨（下）

（二十二）烦躁

1. 烦躁病机

【条文】

（116）微数之脉[1]，慎不可灸，因火为邪，则为烦逆，追虚逐实[2]，血散脉中，火气虽微，内攻有力，焦骨伤筋[3]，血难复也。脉浮，宜以汗解，用火灸之，邪无从出，因火而盛，病从腰以下，必重而痹[4]，名火逆也，欲自解者，必当先烦，烦乃有汗而解。何以知之？脉浮，故知汗出解。

（391）吐利发汗，脉平，小烦者，以新虚不胜谷气[5]故也。

（4）伤寒一日，太阳受之，脉若静[6]者，为不传[7]；颇欲吐，若躁烦，脉数急者，为传也。

（269）伤寒六七日，无大热，其人躁烦者，此为阳去入阴[8]故也。

（48）……当汗不汗，其人躁烦，不知痛处，乍在腹中，乍在四肢，按之不可得，其人短气，但坐，以汗出不彻故也，更发汗则愈。……

（110）太阳病，二日反躁，凡熨其背而大汗出，大热入胃，胃中水竭，躁烦，必发谵语。……

（282）少阴病，欲吐不吐，心烦，但欲寐，五六日，自利而渴者，属少阴也……

【综说】

《伤寒明理论·烦躁》中说："烦为扰扰而烦，躁为愤躁之躁，合而言之，烦躁为热也；析而分之，烦也，躁也，有阴阳之别焉。烦、阳也，躁、阴也。……所谓烦躁者，谓先烦渐至躁也，所谓躁烦者，谓先发躁而迤逦 [9] 复烦者也。"

"烦躁"多属热证，不过有表、里、虚、实的不同。第4、48、110条，都是表热证；第269条，是里热证；第116条，是实热证；第391、282两条，为虚热证。

2. 表热证的烦躁

【条文】

（24）太阳病，初服桂枝汤，反烦不解者，先刺风池风府 [10]，却与桂枝汤 [11] 则愈。

（57）伤寒，发汗已解，半日许复烦，脉浮数者，可更发汗，宜桂枝汤。

【综说】

成无己说："烦者热也，发汗身凉为已解，至半日许，身复热，脉浮数者，邪不尽也。"（《注解伤寒论·卷第三》）

"邪不尽"，是指在表的邪热不尽，所以这两条均用桂枝汤解表，"烦躁"而有表证存在时，总应如此看待，如轻率地清里，便是错误的。

3. 里热证的烦躁

【条文】

（76）……发汗吐下后，虚烦 [12] 不得眠，若剧者，必反复颠倒，

心中懊侬 [13]，栀子豉汤主之。

（79）伤寒下后，心烦腹满，卧起不安者，栀子厚朴汤主之。

（77）发汗若下之，而烦热胸中窒 [14] 者，栀子豉汤主之。

（103）太阳病，过经十余日……心下急，郁郁微烦者，为未解也，与大柴胡汤下之则愈。

（375）下利后更烦，按之心下濡者，为虚烦也，宜栀子豉汤。

【综说】

热邪，是无形的阳热之邪，只要热而不实的，但用清里，不用攻下剂。上列栀子豉汤三条，都是清里热、止烦躁的正治法；栀子厚朴汤证偏于气郁，所以兼用行气的枳、朴；第103条，心下急，所以才用大柴胡汤使热邪从下而泻出。

4. 里实证的烦躁

【条文】

（207）阳明病，不吐不下，心烦者，可与调胃承气汤。

（238）阳明病，下之，心中懊侬而烦，胃中有燥屎者，可攻。腹微满，初头硬，后必溏，不可攻之。若有燥屎者，宜大承气汤。

（241）大下后，六七日不大便，烦不解，腹满痛者，此有燥屎也，所以然者，本有宿食故也，宜大承气汤。

（251）得病二三日，脉弱，无太阳柴胡证，烦躁，心下硬，至四五日，虽能食，以小承气汤，少少与微和之，令小安。……

（239）病人不大便五六日，绕脐痛，烦躁，发作有时者，此有燥屎，故使不大便也。

【综说】

里实证，是既有热又有实滞的证候，所谓"实"，即是大便干

燥秘结。上列举五条都是里实证的烦躁，所以都用承气汤。不过第
207条病轻，既未经吐下，只用调胃承气汤；第251条脉弱，用小
承气汤，亦只能用小量；第241、238两条病重，虽曾经攻下，仍
得用大承气汤，同一里实证，其轻重不同情况的处理又如此。

5. 半表里证的烦躁

【条文】

（96）伤寒五六日中风，往来寒热，胸胁苦满，嘿嘿不欲饮食，
心烦喜呕，或胸中烦而不呕。……

【综说】

陆渊雷说："心烦喜呕，皆因病毒蓄积于膈膜附近，胸胁部有
炎症，影响胃机能故也。"（《伤寒论今释·卷三》）

"烦"为里热，然"呕"的趋势为向上、向外，所以又属于半
表证。

6. 表里俱实证的烦躁

【条文】

（38）太阳中风，脉浮紧，发热恶寒，身疼痛，不汗出而烦躁
者，大青龙汤主之。……

【综说】

柯韵伯说："不汗出而烦躁者为实，汗出多而烦躁者为虚，证
在太阳而烦躁者为实，证在少阴而烦躁者为虚，实者可服大青龙，
虚者便不可服，此最易知也。凡先烦不躁而脉浮者，必有汗而自
解；烦躁而脉浮紧者，必无汗而不解。大青龙汤为风寒在表，而兼
热中者设，不是为有表无里而设，故中风无汗烦躁者可用，伤寒而
无汗烦躁者亦可用。"（《伤寒附翼·卷上》）

"不汗出"是寒邪实于表，"烦躁"是热邪实于里，所以称作"表里两实证"。

7. 寒饮证的烦躁

【条文】

（72）发汗已，脉浮数，烦渴者，五苓散主之。

（74）中风发热，六七日不解而烦，有表里证，渴欲饮水，水入则吐者，名曰水逆，五苓散主之。

（355）病人手足厥冷，脉乍紧者，邪结在胸中，心下满而烦，饥不能食者，病在胸中，当须吐之，宜瓜蒂散。

【综说】

《医宗金鉴》说："寒饮实邪，壅塞胸中，则胸中阳气为邪所遏，不能外达四肢，是以手足厥冷，胸满而烦。"（《订正仲景全书伤寒论注·厥阴篇》）

上列举的两条五苓散证的烦躁，是阳气被水饮所困的缘故，不过五苓散证病位在中焦，瓜蒂散证的病位在上焦就是了。

8. 阳虚证的烦躁

【条文】

（61）下之后，复发汗，昼日烦躁不得眠，夜而安静，不呕不渴，无表证，脉沉微，身无大热者，干姜附子汤主之。

（69）发汗，若下之，病仍不解，烦躁者，茯苓四逆汤主之。

（102）伤寒二三日，心中悸而烦者，小建中汤主之。

（309）少阴病，吐利，手足逆冷，烦躁欲死者，吴茱萸汤主之。

【综说】

以上所列都属于阳虚证的烦躁。第61条，阳虚而阴未大伤，所以夜而安静，治疗亦以扶阳为急务；第69条，阳虚阴涸，所以要益阴扶阳；第102条，主要是脾阳虚损，因而着重温中；第309条，阳虚而阴逆，便用吴茱萸汤来扶阳降逆。同一阳虚，同一烦躁，而辨证迥别。

9. 津伤证的烦躁

【条文】

（71）太阳病，发汗后，大汗出，胃中干[15]，烦躁不得眠，欲得饮水者，少少与饮之，令胃气和则愈。……

（29）伤寒脉浮，自汗出，小便数，心烦，微恶寒，脚挛急，反与桂枝，欲攻其表，此误也，得之便厥，咽中干，烦躁吐逆者，作甘草干姜汤与之，以复其阳。……

（303）少阴病，得之二三日以上，心中烦，不得卧，黄连阿胶汤主之。

（310）少阴病，下利咽痛，胸满心烦，猪肤汤主之。

（319）少阴病，下利六七日，咳而呕渴，心烦不得眠者，猪苓汤主之。

【综说】

以上列举是津伤证的烦躁。第71条病情最轻，第29条病情最重，轻者可以不药而愈，重者还得用回阳生津法。第303、319两条，津伤而热尤炽，所以一面要生津，一面要清热。第310条，津伤而现燥象，因而用猪肤汤来润燥。

10. 辨生死之烦躁

【条文】

（289）少阴病，恶寒而踡，时自烦，欲去衣被者，可治。

（296）少阴病，吐利躁烦，四逆者，死。

（298）少阴病，四逆，恶寒而身踡，脉不至，不烦而躁者，死。

（300）少阴病，脉微细沉，但欲卧，汗出不烦，自欲吐，至五六日，自利，复烦躁不得卧寐者，死。

（343）伤寒六七日，脉微，手足厥冷，烦躁，灸厥阴[16]，厥不还者，死。

【综说】

严格分辨起来，"烦"与"躁"是有区别的；"烦"为阳证，"躁"为阴证，"烦"是自觉的，"躁"是失神以后不自觉的；所以，第298条说，不烦而躁者死。"烦躁"亦有阴阳之辨：第289条，自烦欲去衣被，是阳气还复的阳证，所以"可治"；其余各条，都是虚阳外越或者上扰的亡阳证，所以主"死"。

（二十三）懊憹

【条文】

（76）……发汗吐下后，虚烦不得眠，若剧者，必反复颠倒，心中懊憹，栀子豉汤主之。……

（134）太阳病……医反下之，动数[17]变迟，膈内拒痛[18]，胃中空虚，客气[19]动膈，短气烦躁，心中懊憹，阳气内陷，心下因硬，则为结胸，大陷胸汤主之。

（199）阳明病，无汗，小便不利，心中懊憹者，身必发黄。

（221）阳明病，脉浮而紧，咽燥口苦，腹满而喘，发热汗出，不恶寒反恶热，身重。若发汗则躁，心愦愦[20]反谵语；若加温针，必怵惕[21]烦躁不得眠；若下之，则胃中空虚，客气动膈，心中懊恼，舌上胎者。栀子豉汤主之。

（228）阳明病，下之，其外有热，手足温，不结胸，心中懊恼，饥不能食，但头汗出者，栀子豉汤主之。

（238）阳明病，下之，心中懊恼而烦，胃中有燥屎者，可攻。腹微满……

【综说】

《伤寒明理论·懊》说："懊者，懊恼之懊，恼者，郁闷之貌，即心中懊懊恼恼，烦烦恼恼，郁郁然不舒畅，愦愦然无奈，比之烦闷而甚者，懊恼也，由下后表中阳邪乘虚内陷，郁而不发，结伏于胸心之间，故如是也。"

总之，"懊恼"是烦躁的进一步发展，多属热证。上列条文，除第134、238两条为里实证外，其余概属里热证；治疗里热证只宜清热，治疗里实证便须攻下。

（二十四）谵语

1. 谵语病因

【条文】

（108）伤寒腹满谵语，寸口脉浮而紧，此肝乘脾也[22]，名曰纵[23]，刺期门[24]。

（110）太阳病，二日反躁，凡熨其背而大汗出，大热入胃，胃中水竭，躁烦，必发谵语。……

（111）太阳病中风，以火劫发汗，邪风被火热……久则谵语……

（113）形作伤寒，其脉不弦紧而弱，弱者必渴，被火必谵语，弱者，发热脉浮，解之当汗出愈。

（210）夫实则谵语，虚则郑声，郑声者，重语也。……

（218）伤寒四五日，脉沉而喘满，沉为在里，而反发其汗，津液越出，大便为难，表虚里实，久则谵语。

（284）少阴病，咳而下利，谵语者，被火气劫故也，小便必难，以强责少阴汗也。

（142）太阳与少阳并病，头项强痛，或眩冒，时如结胸，心下痞硬者，当刺大椎第一间[25]、肺俞、肝俞，慎不可发汗。发汗则谵语，脉弦，五日谵语不止，当刺期门。

（219）三阳合病，腹满身重，难以转侧，口不仁[26]面垢[27]，谵语遗尿，发汗则谵语，下之则额上生汗，手足逆冷，若自汗出者，白虎汤主之。

（265）伤寒，脉弦细，头痛发热者，属少阳，少阳不可发汗。发汗则谵语，此属胃，胃和则愈，胃不和，烦而悸。

（267）若已吐下、发汗、温针，谵语，柴胡汤证罢，此为坏病，知犯何逆，以法治之。

【综说】

《伤寒明理论·谵语》说："谵者，谓呢喃而语也，又作谵，谓妄有所见而言也。此皆真气昏乱，神识不清之所致，夫心藏神而主火，病则热气归焉。伤寒胃中热盛，上乘于心，心为热冒，则神昏乱而语言多出，识昏不知所以然，遂言无次，而成谵妄之语，轻者睡中呢喃，重者不睡亦语言差谬。有谵语者，有独语者，有狂语者，有语言不休者，有言乱者，此数者，见其热之轻重也。"

"谵语"，即意识丧失的妄言；根据第210条，"谵语"属阳明，"郑声"属少阴，故有虚、实的分辨。凡阳明谵语，声音充实有力，常常在昏睡后发作，唤之不容易醒，醒后在短时间内不再昏睡。少阴郑声，声音低弱无力，断断续续不成词句，一唤便醒，还可以答应问话，毫无差错，但转眼间又昏睡过去。这是在临床上谵语、郑声的基本区分。

实证谵语，总属里热、里实而成，所以第210条说"实则谵语"；虚证谵语，总属阴虚阳扰。上举条文除第210条的郑声、第284条的少阴谵语为虚证外，其他各条概属热证、实证。

又从第142、219、265、267几条来看，为什么"误汗"也会发生谵语呢？这是因为，"发汗"药多辛温，不应发汗的而用辛温药来发汗，会助长阳热邪气；汗出后又伤了津液，津液丧失的结果越是助长了阳热的亢进；所以，阳热之证很容易引发谵语。

2. 辨生死之谵语

【条文】

（210）……直视谵语，喘满者死，下利者亦死。

（211）发汗多，若重发汗者，亡其阳，谵语，脉短者死，脉自和者不死。

（212）伤寒若吐若下后不解……独语如见鬼状。若剧者，发则不识人，循衣摸床，惕而不安，微喘直视，脉弦者生，涩者死。……

【综说】

谵语已经是丧失神志的重症，若同时又有脱阳现象，说明病变是愈来愈严重了，如第210条就是例子。脉象的顺逆，直接反映的是心阳状况的好坏，间接亦是全身阳气强弱的反应，所以谵语而脉象还好的危险性不大，如谵语而脉象不好的危险性便大了。

3. 谵语治例

【条文】

（29）……若胃气不和，谵语者，少与调胃承气汤。……

（105）伤寒十三日，过经谵语者，以有热也，当以汤下之。……

（107）伤寒八九日，下之胸满烦惊，小便不利，谵语，一身尽重，不可转侧者，柴胡加龙骨牡蛎汤主之。

（143）妇人中风，发热恶寒，经水[28]适来，得之七八日，热除而脉迟身凉，胸胁下满，如结胸状，谵语者，此为热入血室[29]也，当刺期门，随其实而取之。

（145）妇人伤寒，发热，经水适来，昼日明了，暮则谵语，如见鬼状者，此为热入血室，无犯胃气[30]及上二焦[31]，必自愈。

（213）阳明病，其人多汗，以津液外出，胃中燥，大便必硬，硬则谵语，小承气汤主之，若一服谵语止者，更莫复服。

（214）阳明病，谵语，发潮热，脉滑而疾者，小承气汤主之。……

（216）阳明病，下血谵语者，此为热入血室，但头汗出者，刺期门，随其实而泻之，濈然汗出则愈。

（217）汗出谵语者，以有燥屎在胃中，此为风也。须下者，过经乃可下之，下之若早，语言必乱，以表虚里实故也。下之愈，宜大承气汤。

（220）二阳并病，太阳证罢，但发潮热，手足漐漐[32]汗出，大便难而谵语者，下之则愈，宜大承气汤。

（374）下利谵语者，有燥屎也，宜小承气汤。

【综说】

从以上列举的条文，可以看出各种谵语症的共通点即是有热邪。第29、105、107、214 四条，为里热证；第143、145、216 三条，为血热证；第213、217、220、374 四条，为热实证。

第29条，为津伤里热证，所以用调胃承气汤来一面攻热一面生津；第105条，根据原条文，仍是用的调胃承气汤，所以仍非实满之里证可比；第107条，为少阳里证，所以除用小柴胡和解外，并加茯苓、大黄逐饮以通津，加铅丹、龙骨、牡蛎重镇肝胆的烦惊。以上三条都是热而不实的证候。

第143、145、216 三条，都属血热证，都是妇人病，病仅在肝经，而非瘀积，所以三证都不宜攻破，只宜用刺期门的泻肝法。

属于热实证的各条，都有燥屎存在，所以都用大小承气汤来攻里。

（二十五）振栗

1. 阳虚的振栗

【条文】

（60）下之后，复发汗，必振寒，脉微细，所以然者，以内外俱虚故也。

（87）亡血家不可发汗，发汗则寒栗而振。

【综说】

《伤寒明理论·振》说："振者，森然若寒，耸然振动者是也。……振，近战也，而轻者为振矣。战，为正与邪争，争则鼓栗而战。振但虚而不至争，故止耸动而振也。"又说："战者，身为之战摇者是也。栗者，心战是也。……战之与振，振轻而战重也，战之与栗，战外而栗内也。"

所谓"振栗"即是"战栗",是体温不够的恶寒现象。"栗"是心里亦觉怯冷,因此振战而不栗,其证较轻;振战而栗,其证较重。振战而不栗,是卫阳虽衰于外,而心阳还能守于中;振战而栗,不仅卫阳已衰于表,而心阳已竭于里,所以前者轻而后者重。

据此,上列两条的轻重即可以比较出来。同时指出,汗、下等疗法,对于虚弱人的应用,不能不谨慎。

2. 表解的振栗

【条文】

(94)太阳病未解,脉阴阳俱微,必先振栗汗出而解。但阳脉微者,先汗出而解;但阴脉微者,下之而解。若欲下之,宜调胃承气汤。

(101)伤寒中风[33],有柴胡证,但见一证便是,不必悉具。凡柴胡汤病证而下之,若柴胡证不罢者,复与柴胡汤,必蒸蒸[34]而振,却复发热汗出而解。

(110)太阳病,二日反躁,凡熨其背而大汗出,大热入胃,胃中水竭,躁烦,必发谵语。十余日振栗自下利者,此为欲解也。故其汗从腰以下不得汗……

(149)伤寒五六日,呕而发热者,柴胡汤证具,而以他药下之,柴胡证仍在者,复与柴胡汤。此虽已下之,不为逆,必蒸蒸而振,却发热汗出而解。……

【综说】

《伤寒明理论·战栗》中说:"邪气外与正气争则为战,战其愈者也;邪气内与正气争则为栗,栗为甚者也。"

可见,"振栗"是人体既弱之阳气,鼓起余勇,与疾病斗争,最后战胜疾病的表现。所以第94条，脉阴阳俱微的人，要想汗出，必先振栗；第101、149两条是少阳证被误下，第110条是太阳病被误下，误下必伤正气，所以要想汗出而解，都有振栗的过程。

3. 振栗治例

【条文】

（67）伤寒若吐若下后，心下逆满，气上冲胸，起则头眩，脉沉紧，发汗则动经，身为振振摇者，茯苓桂枝白术甘草汤主之。

（82）太阳病发汗，汗出不解，其人仍发热，心下悸，头眩，身瞤动，振振欲擗地者，真武汤主之。

【综说】

《伤寒明理论·振》中说："二汤者（第67、82两条）皆温经益阳，滋血助气之剂，经虚阳弱得之，未有不获全济之功者。"

第67条的身为振振摇，是由于阳气外虚，不能主持诸脉，所以用茯苓桂枝白术甘草汤和经脉、益阳气；第82条的身瞤动、振振欲擗地，是阳虚液涸，气力不能支持，所以用真武汤补其虚，复其阳。这两方都在益阳气，不过前方重在和经脉，故主以桂枝，后方重在固虚阳，故主以附子；一偏于经，一偏于脏，其处理不同如此。

（二十六）发黄

1. 发黄病机

【条文】

（153）太阳病，医发汗，遂发热恶寒，因复下之，心下痞，表里俱虚，阴阳气并竭，无阳则阴独，复加烧针[35]，因胸烦，面色青黄，肤瞤者，难治。今色微黄，手足温者，易愈。

（187）伤寒脉浮而缓，手足自温者，是为系[36]在太阴[37]。太阴者，身当发黄，若小便自利者，不能发黄，至七八日大便硬者，为阳明病也。

（236）阳明病，发热汗出者，此为热越，不能发黄也。但头汗出，身无汗，剂颈而还[38]，小便不利，渴饮水浆者，此为瘀热[39]在里，身必发黄，茵陈蒿汤主之。

【综说】

《伤寒明理论·发黄》中说："经曰：湿热相交，民当病瘅。瘅者，黄也。……大抵黄家属太阴，太阴者，脾之经也。脾者，土。黄，土色也。脾经为湿热蒸之，则色见于外，必发身黄。"

湿热引起的"发黄"，即指黄疸病而言，上举第187、236两条都属于这类发黄的病变。第153条的发黄，便不是这类病了：症见面色青黄，这是贫血阴证，所以主难治；色微黄而不青，这是贫血好转的征象，并与下句手足温联系起来看，也就是色转红润的一种描述。

《伤寒论》里记载了几种不同的"发黄"，应分辨清楚。

2. 热证发黄

【条文】

（111）太阳病中风，以火劫发汗，邪风被火热，血气流溢，失其常度。两阳相熏灼，其身发黄。……

（125）太阳病，身黄，脉沉结，少腹硬，小便不利者，为无血也。小便自利，其人如狂者，血证谛也，抵当汤主之。

（134）太阳病……但头汗出，余处无汗，剂颈而还，小便不利，身必发黄。

（199）阳明病，无汗，小便不利，心中懊恼者，身必发黄。

（200）阳明病，被火，额上微汗出，而小便不利者，必发黄。

（206）阳明病，面合色赤，不可攻之。必发热色黄者，小便不利也。

（231）阳明中风，脉弦浮大而短气，腹都满，胁下及心痛，久按之气不通，鼻干，不得汗，嗜卧，一身及目悉黄……

（260）伤寒七八日，身黄如橘子色，小便不利，腹微满者，茵陈蒿汤主之。

（261）伤寒身黄发热，栀子柏皮汤主之。

（262）伤寒瘀热在里，身必黄，麻黄连轺赤小豆汤主之。

【综说】

《伤寒明理论·发黄》中说："瘅者黄也，单阳而无阴者也。伤寒至于发黄，为疾之甚也。湿也热也，甚者则发黄，内热已盛，复被火者，亦发黄也。……热盛之黄也，必身黄如橘子色，甚者勃勃出，染着衣，正黄如柏，是其正黄色也。"

以上所举各条都是单阳无阴的热盛发黄症。表里皆热者，应表里两解，第262条的麻黄连轺赤小豆汤是代表方剂，第231、206、199、134各条都属于这一类型；只是里热的，应着重泻涤里热，第260条的茵陈蒿汤是代表方剂；热盛伤津者，应着重清热润燥，不能再伤津液，第261条的栀子柏皮汤是代表方剂，第111、200两条，都属于这一类型；第125条的抵当汤，适用于血热瘀积证，既要泻热，尤要破血。

3.寒湿证发黄

【条文】

（195）阳明病，脉迟，食难用饱，饱则微烦头眩，必小便难，此欲作谷疸[40]，虽下之，腹满如故，所以然者，脉迟故也。

（259）伤寒发汗已，身目为黄，所以然者，以寒湿在里不解故也，以为不可下也，于寒湿中求之。

【综说】

《伤寒明理论·发黄》中说："湿亦令黄也，热亦令黄也，其能辨之乎！二者，非止根本来有异，而色泽亦自不同。湿家之黄也，身黄如似熏黄，虽黄而色暗不明也。"王海藏云："阴黄，其证身冷汗出，脉沉，身如熏黄，色黯，不如阳黄之明如橘子色。治法：小便利者，术附汤，小便不利，大便反快着，五苓散。"（《伤寒论辑义·卷四》引）寒湿发黄，应温寒燥湿，所以王海藏主张用术附。

（二十七）发狂

【条文】

（106）太阳病不解，热结膀胱[41]，其人如狂，血自下，下者愈，其外不解者，尚未可攻，当先解其外，外解已，但少腹急结者[42]，乃可攻之，宜桃核承气汤。

（112）伤寒脉浮，医以火迫劫之，亡阳[43]，必惊狂，卧起不安者，桂枝去芍药加蜀漆牡蛎龙骨救逆汤主之。

（124）太阳病，六七日表证仍在，脉微而沉，反不结胸，其人发狂者，以热在下焦，少腹当硬满，小便自利者，下血乃愈。……

（125）太阳病……小便自利，其人如狂者，血证谛也，抵当汤主之。

【综说】

《伤寒明理论·发狂》说："狂者，猖狂也，谓其不宁也。《难经》曰：狂之始发也。少卧不饥。而自高贤也。自辨智也。自贵倨也。妄笑好歌乐也。妄行走不休也。狂家所起，皆阳盛致然。《内经》曰：阴不胜其阳，脉留薄疾，并乃狂也。又曰：邪入于阳则狂。……《脉经》曰：阴附阳则狂。……即诸经之狂为阳盛也明矣。……伤寒至于发狂，为邪热至极也。"

以上列举四条，第106、124、125三条，都是血热证，惟第112条是热邪在气分，在血分者便破血泻热，在气分者便散热镇惊。

（二十八）厥

1. 厥释义

【条文】

（337）凡厥者，阴阳气不相顺接，便为厥，厥者，手足逆冷者是也。

（338）伤寒脉微而厥，至七八日肤冷，其人躁无暂安时者，此为脏厥，非蚘厥也。……

【综说】

《伤寒明理论·厥》中说："厥者，冷也，甚于四逆也。"凡是厥逆证，总是由于阴阳气血的虚损造成的，所以第337条说："阴阳气不相顺接，便为厥"。"阳"指功能，"阴"指物质，功能与物质都虚损了，不能适应机体生活的需要，便叫作"不相顺接"。阴阳两虚，生温机能既不好，血液循环也不够充沛，所以手足便发厥冷，这就是厥逆证的基本病机。

2. 厥和热的进退

【条文】

（331）伤寒先厥后发热而利者，必自止，见厥复利。

（335）伤寒一二日至四五日厥者，必发热，前热者，后必厥，厥深者热亦深，厥微者热亦微。厥应下之，而反发汗者，必口伤烂赤。

（336）伤寒病，厥五日，热亦五日，设六日，当复厥，不厥者自愈。厥终不过五日，以热五日，故知自愈。

（339）伤寒，热少微厥，指头寒，嘿嘿不欲食，烦躁，数日小便利，色白者，此热除也。欲得食，其病为愈，若厥而呕，胸胁烦满者，其后必便血。

（341）伤寒发热四日，厥反三日，复热四日，厥少热多者，其病当愈，四日至七日，热不除者，必便脓血。

（342）伤寒厥四日，热反三日，复厥五日，其病为进，寒多热少，阳气退，故为进也。

【综说】

《伤寒明理论·厥》说："先热而后厥者，热伏于内也；先厥而后热者，阴退而阳气得复也。若始得之便厥者，则是阳气不足而阴气胜也，大抵厥逆为阴所主，寒者多矣。"

"厥"多属寒证，但不能不知道有"热厥"的存在而需加以区别。热伏于里，发生循环障碍，造成里热而外厥，这是实热证，与"寒厥"大不相同，治疗上应该用行阳破阴法，如第335条说"厥应下之"。

《伤寒明理论》又说："病至厥阴，传经尽也，当是之时，阳气胜阴，厥少热多，其病则愈；若或阴气反胜，阳不得复，厥多热少，其病则逆。"所以厥、热多寡，预示着阴阳进退，也就是病变的进退。第336、341、242几条，都是假设"厥"和"热"的天日，用以说明多寡进退的道理，并不是指具体的症状。

3. 厥之死证

【条文】

（294）少阴病，但厥无汗，而强发之，必动其血，未知从何道出，或从口鼻，或从目出者，是名下厥上竭，为难治。

（343）伤寒六七日，脉微，手足厥冷，烦躁，灸厥阴，厥不还者，死。

（344）伤寒发热，下利厥逆，躁不得卧者，死。

（345）伤寒发热，下利至甚，厥不止者，死。

（348）发热而厥，七日下利者，为难治。

【综说】

"厥"为至阴之症，换言之，即是阳气亡失已极之证，以上列举的难治证和死证，都属阴阳虚竭的一类证候。如第294条，是少阴病阳衰于下，真阴竭于上的证候，所以称"下厥上竭"；第343条，是厥阴的脏厥重证；第344条，为阳气外散、阴阳两厥之证；第345条，阴极于里而迫阳外出，所以虽发热而"厥不止"；第348条，厥多而寒盛于里，竟由发热而寖寖至于厥，所以都属于"难治"的"死证"。

4. 厥之治例

【条文】

（330）诸四逆厥者，不可下之，虚家亦然。

（349）伤寒脉促，手足厥逆，可灸之。

（350）伤寒脉滑而厥者，里有热，白虎汤主之。

（351）手足厥寒，脉细欲绝者，当归四逆汤主之。

（354）大汗，若大下利而厥冷者，四逆汤主之。

（356）伤寒厥而心下悸，宜先治水，当服茯苓甘草汤，却治其厥，不尔，水渍入胃，必作利也。

（370）下利清谷，里寒外热，汗出而厥者，通脉四逆汤主之。

（377）呕而脉弱，小便复利，身有微热，见厥者难治，四逆汤主之。

（390）吐已下断，汗出而厥，四肢拘急不解，脉微欲绝者，通脉四逆加猪胆汤主之。

【综说】

上列各条，第 350 条是热厥证，也就是里有郁热而引发的厥证；第 356 条是饮厥证，也就是水饮把阳气阻滞住了；这两证都不属于厥逆本证，其余各条都是阳虚厥逆证。热厥证，散其热而厥自解；饮厥证，消其饮而厥自除；唯阳虚者只有"温经回阳"一法，别无他路可寻。

（二十九）瘀血

【条文】

（237）阳明证，其人喜忘[44]者，必有畜血。所以然者，本有久瘀血，故令喜忘，屎虽硬，大便反易，其色必黑者，宜抵当汤下之。

（257）病人无表里证[45]，发热七八日，虽脉浮数者，可下之。假令下已，脉数不解，合热[46]则消谷善饥，至六七日，不大便者，有瘀血，宜抵当汤。

【综说】

《伤寒明理论·畜血》说："畜血者，血在下焦，结聚而不行，畜积而不散者是也。血菀于上而吐血者，谓之薄厥；留于下而瘀者，谓之畜血。此由太阳随经瘀热在里，血为热所搏结而不行，畜于下焦之所致。"

"瘀血证"多属里热证，凡腹满硬而小便通利的，便要怀疑有瘀血，这是《伤寒论》大法之一。

（三十）咽痛

【条文】

（311）少阴病，二三日咽痛者，可与甘草汤，不差，与桔梗汤。

（312）少阴病，咽中伤生疮，不能语言，声不出者，苦酒汤主之。

（313）少阴病，咽中痛，半夏散及汤主之。

（310）少阴病，下利咽痛，胸满心烦，猪肤汤主之。

【综说】

第311条的咽痛，是虚热证，所以只清虚热；第312条咽痛，是痰热证，所以便涤痰清热；第313条咽痛，是风痰盛，所以便驱风涤痰；第310条咽痛，是阴虚证，所以专事滋养。这些都是少阴病，尽管病证各有不同，而"阳虚"则一，所以无论驱风、清热、涤痰时，都不用重剂而用轻品，可想而知。

（三十一）结胸

1. 结胸病因

【条文】

（131）病发于阳，而反下之，热入因作结胸；病发于阴，而反下之，因作痞也。所以成结胸者，以下之太早故也。……

（134）阳气内陷，心下因硬，则为结胸，大陷胸汤主之。……

（139）太阳病，二三日，不能卧，但欲起，心下必结，脉微弱者，此本有寒分也。反下之，若利止，必作结胸。……

（150）太阳少阳并病，而反下之，成结胸，心下硬，下利不止，水浆不下，其人心烦。

【综说】

曹颖甫说："结胸之为病，本痰涎并居胸膈之证，其脉沉而紧，心下痛而硬，不大便，舌燥而渴，日晡潮热，心下至少腹俱硬满而痛，或体强如柔痉，或心中懊恼。脉之所以沉紧者，病气凝聚而中有所著也。心下痛而硬者，痰浊与水气并居阳位，格拒而不下也。不大便，舌燥而渴，日晡潮热，心下至少腹硬满而痛者，太阳寒水凝于上，阳明燥气动于下也。体强如痉者，阳热内陷而燥气伤筋也。心中懊恼者，心阳为湿痰所郁，而气不舒也。"（《伤寒发微·太阳篇》）

"结胸病"多是由误下而成，邪不得出于表，而反郁结于胸中，所以结胸病要以"泻实邪"为主。

2. 结胸与脏结的分辨

【条文】

（128）问曰：病有结胸，有脏结，其状何如？答曰：按之痛，寸脉浮，关脉沉，名曰结胸也。

（129）何谓脏结？答曰：如结胸状，饮食如故[47]，时时下利，寸脉浮，关脉小细沉紧，名曰脏结，舌上白胎滑者难治。

（130）脏结无阳证，不往来寒热，其人反静，舌上胎滑者，不可攻也。

（167）病胁下素有痞，连在脐旁，痛引少腹，入阴筋[48]者，此名脏结，死。

【综说】

曹颖甫云："湿痰并居中脘，无阳热与之相抗，则其病为胸下结硬，是为脏结。脏结者，结在太阴之脏也，此即太阳之病，系在太阴，误下而成脏结之明证也。"（《伤寒发微·太阳篇》）

"脏结"与"结胸"比较：两证寸脉均浮，是其相同；两证饮食都不好，是其相同；结胸关脉沉，脏结关脉小细沉紧，这是两证的脉不相同；结胸只是心下硬而按之痛，脏结便痛连脐旁入少腹引阴筋；结胸证有阳证、有阴证之属，脏结证便纯为有阴无阳，这是两证的大不相同处。

3.结胸证治

【条文】

（131）……结胸者，项亦强，如柔痉[49]状，下之则和，宜大陷胸丸。

（132）结胸证，其脉浮大[50]者，不可下，下之则死。

（133）结胸证悉具，烦躁者亦死[51]。

（135）伤寒六七日，结胸热实，脉沉而紧，心下痛，按之石硬者，大陷胸汤主之。

（136）伤寒十余日，……但结胸无大热者，此为水结在胸胁也，但头微汗出者，大陷胸汤主之。

（138）小结胸病，正在心下，按之则痛，脉浮滑者，小陷胸汤主之。

（141）……寒实结胸，无热证者，与三物小陷胸汤，白散[52]亦可服。

（149）伤寒五六日……若心下满而硬痛者，此为结胸也，大陷胸汤主之。……

【综说】

从上列条文可以看出：凡大陷胸丸、大陷胸汤、小陷胸汤所治的结胸证，都是热实结胸；而三物小白散所主治的却是寒实结胸；虽泻实则一，却有攻热破阴的不同。

"结胸"本是实证，但实邪盛而阳气衰者仍属险证，所以第132、133两条，都属不治证。

（三十二）痞

1. 痞之病因

【条文】

（131）……病发于阴，而反下之，因作痞也。……

【综说】

曹颖甫云："寒为阴邪，则病发于阴为伤寒，当以麻黄汤发皮毛之汗，而反下之，寒入因而作痞，仲师不言寒入者，省文耳。"（《伤寒发微·太阳篇》）《诸病源候论》云："痞者，心下满也。"《字汇》云："痞，气隔不通也。"

临床上一般把心下妨闷、不饥不食的表现称作"痞"，多见于阳气弱而被误下的时候。

2. 痞之病症状

【条文】

（151）脉浮而紧，而复下之，紧反入里，则作痞，按之自濡，但气痞耳。

【综说】

曹颖甫云："浮紧者，阳气外张，与表寒相持不下，误下里虚，阳气反陷于里，仍见相持不下之沉紧，此时阳气内陷，太阳寒水之气，未尝随之俱陷，故按之而濡，则舍气痞而外，初无所结。"（《伤寒发微·太阳篇》）

"气痞"，属功能性的病变，不若结胸证而内有痰湿实邪，这是痞症的性质，是与结胸证的不同之处。

3. 痞之病治例

【条文】

（142）太阳与少阳并病，头项强痛，或眩冒，时如结胸，心下痞硬者，当刺大椎第一间、肺俞、肝俞，慎不可发汗。……

（154）心下痞，按之濡，其脉关上浮者，大黄黄连泻心汤主之。

（155）心下痞，而复恶寒汗出者，附子泻心汤主之。

（149）……但满而不痛者，此为痞，柴胡不中与之也，宜半夏泻心汤。

（156）本以下之，故心下痞，与泻心汤，痞不解，其人渴而口燥烦，小便不利者，五苓散主之。……

（157）伤寒汗出解之后，胃中不和，心下痞硬，干噫[53]食臭，胁下有水气，腹中雷鸣下利者，生姜泻心汤主之。

（158）伤寒中风，医反下之，其人下利日数十行，谷不化，腹中雷鸣，心下痞硬而满，干呕，心烦不得安。医见心下痞，谓病不尽，复下之，其痞益甚，此非结热，但以胃中虚，客气上逆，故使硬也，甘草泻心汤主之。

（163）太阳病，外证未除，而数下之，遂协[54]热而利，利下不止，心下痞硬，表里不解者，桂枝人参汤主之。

（164）伤寒大下后，复发汗，心下痞，恶寒者，表未解也，不可攻痞，当先解表，表解乃可攻痞，解表宜桂枝汤，攻痞宜大黄黄连泻心汤。

【综说】

从以上所列各条可以看出：治疗痞证，总以扶阳气、导热邪为主，虽有邪热，却不能与热实结胸证混为一谈，所以第158条说"此非结热"；以上除第156条是水饮证的痞满外，第142条是津伤液燥证，第154条是邪热证，第155条是阳虚证，第149、157、158、163等条都是由于脾阳弱而热邪陷；即此已足以窥见治疗痞症的大要了。

"痞"虽多属表证误下而成，但表未解时，还需先行解表，这是《伤寒论》基本大法，如第164条的所论。

（三十三）奔豚

【条文】

（65）发汗后，其人脐下悸者，欲作奔豚，茯苓桂枝甘草大枣汤主之。

（117）烧针令其汗，针处被寒，核起而赤者，必发奔豚。气从少腹上冲心者，灸其核上各一壮，与桂枝加桂汤，更加桂二两也。

【综说】

《金匮要略·奔豚气病脉证治第八》说："奔豚病，从少腹起，上冲咽喉，发作欲死，复还止。"又云："奔豚气上冲胸，腹痛，往来寒热。"《诸病源候论·气病诸候》云："奔豚者……气上下游走，如豚之奔，故曰奔豚。"

"奔豚"属于心、肝、肾三脏的气分病；凡心气先伤，肝气便挟肾之邪气以上逆，便是构成奔豚的主要原因；奔豚多属阴证，所以在治疗时要重用既能降冲逆又能扶心阳化肾水寒气的桂枝。

（三十四）霍乱

【条文】

（382）问曰：病有霍乱者何？答曰：呕吐而利，此名霍乱。

（383）问曰：病发热头痛，身疼恶寒吐利者，此属何病，答曰：此名霍乱，霍乱自吐下，又利止，复更发热也。

（384）伤寒，其脉微涩者，本是霍乱。今是伤寒，却四五日，至阴经上，转入阴必利。本呕下利者，不可治也。欲似大便，而反失气，仍不利者，此属阳明也，便必硬，十三日愈，所以然者，经尽故也。……

（386）霍乱，头痛发热，身疼痛，热多欲饮水者，五苓散主之，寒多不用水者，理中丸主之。

【综说】

《备急千金要方·卷第二十》云："原夫霍乱之为病也，皆因食饮，非关鬼神。夫饱食肺脍，复餐乳酪，海陆百品，无所不啖，眠卧冷席，多饮寒浆，胃中诸食，结而不消，阴阳二气，拥而反戾，阳气欲升，阴气欲降，阴阳乖隔，变成吐痢，头痛如破，百节如解，遍体诸筋，皆为回转，论证虽小，卒病之中，最为可畏。"

古人所说的"霍乱"，包括现在"真霍乱"和"急性胃肠炎症"而言；中医对证治疗，虽不分别，但并不有碍于临床；如饮水吐利者用五苓散，寒多吐利者用理中丸，无论为真性霍乱或急性胃肠炎症，都是适用的。

（三十五）阴阳易

【条文】

（392）伤寒阴阳易之为病，其人身体重、少气、少腹里急，或引阴中拘挛，热上冲胸、头重不欲举、眼中生花、膝胫拘急者，烧裈[55]散主之。

【综说】

《诸病源候论·伤寒病诸候下》中云："阴阳易病者，是男子妇人伤寒病新瘥未平复，而与之交接得病者，名为阴阳易也。其男子病新瘥未平复，而妇人与之交接得病者，名阳易；其妇人得病新瘥未平复，而男子与之交接得病者，名阴易。若二男二女，并不相易，所以呼为易者，阴阳相感动，其毒度著于人，如换易也。"成无己云："其人病身体重少气者，损动真气也。少腹里急，引阴中拘挛，膝胫拘急，阴气极也。热上冲胸，头重不欲举，眼中生花者，感动之毒，所易之气，熏蒸于上也。"（《注解伤寒论·卷第八》）

综合本病的身体重、少气、少腹里急、引阴中拘挛、膝胫拘急等是下寒证的表现，加之热上冲胸，症见头重不欲举、眼中生花等上热证的表现，此属阴虚阳扰证；下为真寒，是阴阳两虚的现象，上为假热，是虚阳上扰的现象，成无己称前者为"阴气极"，称后者为"毒气熏蒸"；对这样的阴虚阳扰证，王好古用当归四逆汤送下烧裈散，王宇泰用独参汤调烧裈散。

（三十六）差后劳复

【条文】

（393）大病差后劳复者，枳实栀子汤主之。

（394）伤寒差以后，更发热，小柴胡汤主之，脉浮者，以汗解之，脉沉实者，以下解之。

（395）大病差后，从腰以下有水气者，牡蛎泽泻散主之。

（396）大病差后，喜唾，久不了了，胸上有寒，当以丸药温之，宜理中丸。

（397）伤寒解后，虚羸少气，气逆欲吐，竹叶石膏汤主之。

（398）病人脉已解，而日暮微烦，以病新差，人强与谷，脾胃气尚弱，不能消谷，故令微烦，损谷则愈。

【综说】

《诸病源候论·伤寒病诸候下》中云："伤寒病新瘥，津液未复，血气尚虚，若劳动早，更复成病，故云复也，若言语思虑则劳神，梳头洗澡则劳力，劳则生热，热气乘虚，还入经络，故复病也。"

"劳复"即是前病的复发。病愈后复发，本为虚证多见，但亦有实证、热证的时候，还是应该分别对待。如第393条是余热证，第394条有半表里证、表实证、里实证，第395条是阳水证，第396条是虚寒证，第397条是虚热证，第398条是脾虚证。可见无论新病、旧病，病况的变化总是复杂的。

提 纲

（1）"烦躁"固属热象，但有表、里、虚、实的不同性质，即是说有表热、里热、虚热实热种种的不同，不明辨表里寒热虚实，便易造成误治。

（2）"烦躁"，有的主生，有的主死，阳气复而烦者主生，阳气脱而烦者主死，总要配合具体脉证才能做相应的判断。

（3）热盛便"烦躁"，盛极即"懊憹"；"烦躁"证有虚热、实热之分，"懊憹"仅有热邪轻重的比较，无复分虚实；这是两者不同的地方。

（4）"谵语"多为盛热所致，在临床上有虚实之辨；阳明热实证的谵语，多属实证，少阴阳扰证的谵语，多属虚证。实证的，热去而谵语止；虚证的阳回而谵语始能休；实证宜攻下，虚证要温经。

（5）"振"与"战"比较，振轻而战重；"振"与"栗"区别，振外而栗内；这是对振颤和战栗的基本认识。在临床上，"振"与"栗"最要分别，"振"于外而不"栗"于内，病在卫气，尚不及心；"振"于外而"栗"于内，不仅伤卫，抑且及于心阳。总之，"振栗"是阳弱的表现，在病前或病后出现，最要分辨。

（6）"黄疸"，是湿热交蒸的病变，但热湿与寒湿都能发黄，热比湿盛，是阳黄证，湿比热盛是阴黄证，热盛的宜清利，湿盛的要温化。

（7）"发狂"总属热证阳证，唯有在气、在血之不同。

（8）"厥逆"无阳证，总是阳虚的征象，所以凡属厥逆证，除热厥而外，无有不回阳温经的。

（9）凡是瘀血证，便当知道伴有热邪的郁结；论中以"小便利"为有瘀血，就说明瘀血并非寒湿之可比拟了。

（10）"咽痛"，原有虚热、实热的不同，但"少阴咽痛"，却不能忽视少阴本病的关键是"阳虚"。

（11）"结胸"是邪实证，只有热实、寒湿的区分，而一般以热实为多见，既是邪实，无论为热、为寒，总以"祛邪"为急务。

（12）"痞"为正虚邪陷的病变，即邪陷而不实，所以古人称为"气痞"；诸"泻心汤"都以扶阳气、导热邪为主要。

（13）"奔豚"，属心肝肾三脏气分病，总是心气先伤，多为阴证。

（14）"霍乱病"，有寒、有热、有虚、有实。古人所称"霍乱"，主要是指患者出现挥霍般地剧烈吐泻而导致心烦意乱的意思，不能以现在单纯的"真性霍乱"来理解，但却亦包括有"真性霍乱"在内。

（15）"阴阳易"是以阴阳两虚，下寒上热，虚阳上扰为病机。

（16）"差后劳复"，并不限于某一种病，所以文献中称"大病"或"伤寒"，实际"伤寒"亦是大病的一种，"大病"既是多种的，因而"劳复"的证候亦有多种。

复习题

（1）"烦躁"与"懊恼"如何分辨，在临床上是同一性质的症状吗？

（2）"谵语"既是热实证，为什么虚证亦会出现谵语的症状呢？

（3）哪些时候的"振战"是表现阳气回复？哪些时候的"振战"是表现阳气衰惫？

（4）试分述"寒厥"和"热厥"的病理机转？

（5）"结胸"与"痞"的主要分辨点在什么地方？

（6）读"差后劳复"诸条后，你有什么体会？

注 解

[1] "微数之脉"，是心力不足，血液虚少，动脉神经反而呈虚性兴奋的脉搏。所以程应旄说："血少阴虚之人，脉见微数。"(《伤寒论后条辨·太阳篇第二》)

[2] "追虚逐实"，程应旄云："阴本虚也，而更加火，则为追虚；热本实也，而更加火，则为逐实。"(《伤寒论后条辨·太阳篇第二》)

[3] "焦骨伤筋"，是描述火热的伤害程度，不是筋骨真能焦灼。

[4] "必重而痹"，是描述身体有沉重和麻痹的感觉，为运动和感觉神经末梢的异常反射现象。

[5] "谷气"，即指饮食。

[6] "脉若静"，即指病变较轻，脉搏安静如常。

[7] "传"即"传变"的意思，是指病理变化。

[8] "阳去入阴"，即"去表入里"的意思。成无己云："表为阳，里为阴。"

[9] "迤逦"读作"以里"，是"牵连不断"的意思。

[10] "风池"穴，在枕骨下际，即枕三角的顶点；"风府"在项上入发际约一寸，枕骨与第一颈椎之间。两穴均有泻热止痛的作用。

[11] "却与桂枝汤"，"却"作"还""仍"字解；即仍还给以桂枝汤的意思。

[12] "虚烦"，是"虚"字，指汗吐下后的空虚而言，并不是指虚弱而言。汪琥云："虽经汗吐且下，而伤寒之邪热犹未解也，邪热未解，必乘其人之虚而客于胸中，胸中郁热，因生烦躁。"(《伤

寒论辨证广注·卷四》）

[13]"懊憹"，《伤寒直格》云："懊憹者，烦心热躁，闷乱不宁也，甚者似如中巴豆草乌头之类毒药之状也。"

[14]"窒"音"至"，作"塞"字讲。方有执云："邪热壅滞而窒塞，未至于痛，而比痛较轻也。"（《伤寒论条辨·卷之二》）

[15]"胃中干"，即对烦躁、口渴的描述，是指胃里津液缺乏。

[16]"灸厥阴"，常器之云："可灸太冲，以太冲二穴为足厥阴脉之所注。凡病诊太冲脉，可决男子死生。穴在足大趾下，后二寸或一寸半陷中，可灸三壮。"（《中寒论辨证广注·卷中》引）

[17]"动数"脉，即数脉而有重复的形状。

[18]"拒痛"，即痛而不可按。

[19]"客气"，指热邪而言。

[20]"心愦愦"，成无己云："愦愦者，心乱。"（《注解伤寒论·卷第五》）

[21]"怵惕"，是对恐惧的描述。

[22]"肝乘脾"，即肝热传入脾胃的意思。《素问·玉机真脏论》云："传，乘之名也。"

[23]"纵"，恣也，放也，指肝乘脾的邪气恣纵无度而言。

[24]"期门"穴在乳正下方，肋弓的边缘。

[25]"大椎第一间"，为督脉的经穴，在第七颈椎和第一胸椎棘状突起间，所以称"第一间"。"肺俞"在第三、第四胸椎棘状突起间，"肝俞"在第九、第十胸椎棘状突起间，"肺俞""肝俞"都是太阳经穴。

[26]"口不仁"，即口腔的运动和感觉都迟钝，如言语不利、不

知食味等。

[27]"面垢"，为皮脂腺分泌亢进，因而面色垢晦，俗称之"油妆"，为阳明病、温热病最习见的面色。

[28]"经水"，即是"月经"。

[29]"血室"，即是"子宫"。张介宾云："子户者，即子宫也，俗名子肠，医家以冲任之脉盛于此，则月事以时下，故名之日血室。"（《伤寒论辑义·卷三》引）

[30]"犯胃气"，指用泻下剂而言。

[31]"上二焦"是指上焦和中焦；上焦属肺，中焦属脾胃。

[32]"絷絷"，对小雨不断地下的描述，这里是形容小汗不断地出。

[33]"伤寒中风"，汪琥云："谓或伤寒，或中风，不必拘也。"（《伤寒论辨证广注·卷七》）

[34]"必蒸蒸"，钱潢云："蒸蒸者，热气从内达外，如蒸炊之状也。邪在半里，不易达表，必得气蒸肤润，振战鼓栗，而后发热汗出而解也。"（《伤寒溯源集·卷之七》）

[35]"烧针"，用麻油燃灯草二七茎，将针烧红令透，急刺入经穴后立即出针，越快越好，如针冷后刺入会有妨害，适宜于顽固性寒湿麻痹证等。

[36]"系"，与"係"同，作"属"字解。

[37]"在太阴"，陆渊雷云："此条盖有阴寒证候，而手足不冷，大便微利，故不系少阴而系太阴。手足自温者，言不逆冷也。至七八日大便硬，明七八日之内本微利也，寒证微利者，例称太阴。"（《伤寒论今释·卷六》）

[38] "剂颈而还"，"剂"作"齐"字解，"还"作"止"字解，言头汗出到颈部便齐截而终止了。

[39] "瘀热"，汤本求真云："钱潢云：瘀，留蓄壅滞也。盖饮食之淀浊留滞于内，壅阏作热。"（《皇汉医学·别论·阳明病》）

[40] "谷疸"，即由于水谷之气不化，蕴积而发的黄疸。《金匮要略·黄疸病脉证并治第十五》中云："谷气不消，胃中苦浊，浊气下流，小便不通，阴被其寒，热流膀胱，身体尽黄，名曰谷疸。"

[41] "热结膀胱"，谓热邪结在膀胱，不一定专指膀胱脏器，更不要附会为太阳膀胱经，因为厥阴病也有"冷结膀胱"的说法（参见第 340 条）。

[42] "少腹急结"，是热结膀胱的症状表现，"急结"是拘急不舒适的症状。

[43] "亡阳"，这和"附子四逆证"的亡阳绝对不同，即是热太过而阳气狂越的意思，这是《伤寒论》里"亡阳"的另一概念。方有执云："亡阳者，阳以气言，火能助气，甚则反耗气也。"（《伤寒论条辨·卷之三》）

[44] "喜忘"，徐鹿萍云"忘当为妄字之误"（《伤寒发微·阳明篇》），"妄"即"狂妄"的意思，《灵枢·本神》云"狂妄不精"，正与这"喜妄"的意思相同。

[45] "无表里证"，即"无少阳半表半里证"的意思。

[46] "合"作"聚"字解；"合热"，即指热邪聚于里而不散。

[47] "饮食如故"，是指饮食也如结胸证一般地不好。

[48] "阴筋"，指"睾丸系"而言。

[49] "柔痓"，即"柔痉"，即第 14 条的"桂枝加葛根汤证"。

《金匮要略·痉湿暍病脉证治第二》中云："太阳病发热汗出，而不恶寒，名曰柔痉。"

[50]"脉浮大"，有两种情况：《金匮要略·疟病脉证并治第四》中云"疟脉自弦……浮大者，可吐之"，这是热邪在上的"浮大脉"，属实证；又云"劳之为病，其脉浮大……阴寒精自出，酸削不能行"，这是阴虚于里的"浮大脉"，属虚证，是虚阳被阻于外的浮大脉搏。

[51]"烦躁者亦死"，成无己云："结胸证悉具，邪结已深也，烦躁者，正气散乱也，邪气胜正，病者必死。"（《注解伤寒论·卷第四》）

[52]"白散"，《千金翼方》《玉函经》都作"三物小白散"。

[53]"噫"音"隘"；《说文》云："饱食息也"，就是指"噫气"。

[54]"协"作"怯"字解；"协热利"，是指正气虚怯，表阳内陷而引起的下利。

[55]"裈"音"昆"，即裤裆。

六、辨治的法则

（一）病机概要

【条文】

（4）伤寒一日，太阳受之，脉若静者，为不传；颇欲吐，若躁烦，脉数急者，为传也。

（5）伤寒二三日，阳明、少阳证不见者，为不传也。

（7）病有发热恶寒者，发于阳也；无热恶寒者，发于阴也。发于阳，七日愈；发于阴，六日愈。以阳数七，阴数六[1]故也。

（8）太阳病，头痛至七日以上自愈者，以行其经尽故也。若欲作再经者，针足阳明[2]，使经不传则愈。

（10）风家[3]表解而不了了[4]者，十二日愈[5]。

（11）病人身大热，反欲得衣者，热在皮肤，寒在骨髓也；身大寒，反不欲近衣者，寒在皮肤，热在骨髓[6]也。

（58）凡病若发汗、若吐、若下、若亡血、亡津液，阴阳自和[7]者，必自愈。

（269）伤寒六七日，无大热，其人躁烦者，此为阳去入阴故也。

（270）伤寒三日，三阳为尽，三阴当受邪，其人反能食而不呕，此为三阴不受邪也。

（271）伤寒三日，少阳脉小^[8]者，欲已也。

（290）少阴中风，脉阳微阴浮者，为欲愈。

（327）厥阴中风，脉微浮为欲愈，不浮为未愈。

（186）伤寒三日，阳明脉大。

（188）伤寒转系阳明者，其人濈然微汗出也。

（9）太阳病欲解时，从巳至未上。

（193）阳明病欲解时，从申至戌上。

（272）少阳病欲解时，从寅至辰上。

（275）太阴病欲解时，从亥至丑上。

（291）少阴病欲解时，从子至寅上。

（328）厥阴病欲解时，从丑至卯上。

（178）脉按之来缓，时一止复来者，名曰结。又脉来动而中止，更来小数，中有还者反动，名曰结，阴也。脉来动而中止，不能自还，因而复动者，名曰代，阴也，得此脉者，必难治。

（190）阳明病，若能食，名中风；不能食，名中寒。

（246）脉浮而芤，浮为阳，芤为阴，浮芤相搏，胃气生热，其阳则绝。

（274）太阴中风，四肢烦疼，阳微阴涩而长者，为欲愈。

（299）少阴病，六七日，息高者，死。

【综说】

以上列举各条，都在说明如何观察病变的机转。第4、8、270、327四条，说明病的传变与否并不是固定不变的，尤其是第270条说得最明了，同时这条亦是给迷信"传经"之说的人以有力的驳斥，病的传变与否，总要凭脉、证来判断。第269、186、188

三条，提出病是可能传变的，传变为何证，便须有相应症状和脉象为凭。第 5、10、271、290、58 五条，是不传变的病，不传变的病例没有任何的病证局限。第 5、10、271 三条，病情最轻，也不传变；第 58、290 两条，病情最重，仍然不传变。第 7 条、11 条主要在辨识病证的寒热虚实：无热、恶寒是寒证；发热、恶寒是热证；热在皮肤而寒在骨髓是虚证；寒在皮肤而热在骨髓是实证，这些最是临床上审识疾病的关键，至于六经的欲解时刻，只供临床参考，事实上偶或有之。第 178 条，指出结代脉确为难治的脉象；相反，第 274 条，指出脉虽微涩而有长象，是好转机势；第 246 条，认为若脉象浮而芤，是正衰邪盛的不良现象，尤不能不注意。第 299 条，指出凡属息高者，多是阳绝于下，所以判断为"死证"。其次通过第 190 条，强调中风、中寒，不仅是不同性质的表证名称，而且古人认为还是阴阳两种不同性质证候的名称，明乎此，《伤寒论》许多条文解得一大半了。

（二）治法举要

【条文】

（15）太阳病，下之后，其气上冲[9]者，可与桂枝汤，方用前法，若不上冲者，不得与之。

（16）太阳病三日，已发汗，若吐、若下、若温针[10]，仍不解者，此为坏病，桂枝不中与之也，观其脉证，知犯何逆，随证治之。桂枝本为解肌[11]，若其人脉浮紧，发热汗不出者，不可与之也，常须识此，勿令误也。

（44）太阳病，外证未解，不可下也，下之为逆，欲解外者，宜桂枝汤。

（45）太阳病，先发汗不解，而复下之，脉浮者不愈。浮为在外，而反下之，故令不愈。今脉浮，故在外，当须解外则愈，宜桂枝汤。

（49）脉浮数者，法当汗出而愈。若下之，身重心悸者，不可发汗，当自汗出乃解。所以然者，尺中脉微，此里虚，须表里实，津液自和，便自汗出愈。

（59）大下之后，复发汗，小便不利者，亡津液故也，勿治之，得小便利，必自愈。

（81）凡用栀子汤，病人旧微溏者，不可与服之。

（90）本发汗，而复下之，此为逆也；若先发汗，治不为逆。本先下之，而反汗之，为逆；若先下之，治不为逆。

（91）伤寒，医下之，续得下利，清谷不止，身疼痛者，急当救里；后身疼痛，清便自调者，急当救表。救里宜四逆汤，救表宜桂枝汤。

（141）病在阳，应以汗解之，反以冷水潠 [12] 之。若灌 [13] 之，其热被劫不得去，弥更益烦，肉上粟起，意欲饮水……

（204）伤寒呕多，虽有阳明证，不可攻之。

（224）阳明病，汗出多而渴者，不可与猪苓汤，以汗多胃中燥，猪苓汤复利其小便故也。

（48）二阳并病。太阳初得病时，发其汗，汗先出不彻，因转属阳明，续自微汗出，不恶寒，若太阳病证不罢者，不可下，下之为逆，如此可小发汗。

（17）若酒客病，不可与桂枝汤，得之则呕，以酒客不喜甘故也。

（18）喘家，作桂枝汤，加厚朴杏子佳。

（19）凡服桂枝汤吐者，其后必吐脓[14]血也。

【综说】

治病总是要因势利导，所以病在表者便解表，病在里者便治里，第90条就是这样的一个论据。如表里两病，须以表里的孰缓孰急来做决定，如第91条里虚表实，里证急于表证，所以先救里，后解表；第48条表里两实，表证急于里证，所以要先解表而后攻里。

表证是疾病的初期证候，最要审慎，所以第44条说"外证未解，不可下"，解表的主要目的是使邪从外出，凡有足致外表闭塞的方法都不能用，第141条就说明了这个道理。解表是要抓紧时机的，不让外邪有一分陷于里的机会，所以第204条尽管是阳明证，但"呕"多，这是病机趋表的征象，亦须抓住这一时刻先行解表，不能遽然攻里。

里热证，宜乎该攻里了，亦必斟酌不同的情况来处理；第81条的"栀子豉汤证"，是里有热邪，但伴有大便"微溏"，便是中焦有寒湿之象，"栀子豉汤"就不中用了；第224条，是里热证，但阳明病本属燥热，津液已经不足，便不能用利尿剂来清热。

还要认识到病的变化是多端的，医生最要认识到这一点，第16条说"观其脉证，知犯何逆，随证治之"，就是《伤寒论》的活法。如前面已经说过，表证必定要解表，但第49条的里虚表实证，便不能当作一般的表证对待；小便不利者必须利小便，但第59条亡津液的小便不利，便不能利小便了。像这类的变化，在《伤寒论》里是很多的，不能备举。

相反，病亦有始终不变的。如第15条下之后"气上冲"，第45条经发汗和泻下后脉始终现"浮"，都是病证不变的例子，病不变治疗的方法亦不变，所以仍得用桂枝汤。

第 17、18、19 三条，说明有个别体质特殊的，治疗时还得予以照顾，否则便会引起不良后果。

（三）汗法

【条文】

（42）太阳病，外证未解，脉浮弱[15]者，当以汗解，宜桂枝汤。

（46）太阳病，脉浮紧，无汗，发热身疼痛，八九日不解，表证仍在，此当发其汗。服药已，微除，其人发烦目瞑，剧者必衄，衄乃解，所以然者，阳气重故也，麻黄汤主之。

（25）服桂枝汤，大汗出，脉洪大者，与桂枝汤，如前法[16]，若形似疟，一日再发者，汗出必解，宜桂枝二麻黄一汤。

（39）伤寒脉浮缓，身不疼，但重，乍有轻时，无少阴证者，大青龙汤发之。

（51）脉浮者，病在表，可发汗，宜麻黄汤。

（52）脉浮而数者，可发汗，宜麻黄汤。

（55）伤寒脉浮紧，不发汗，因致衄者，麻黄汤主之。

（235）阳明病，脉浮，无汗而喘者，发汗则愈，宜麻黄汤。

（276）太阴病，脉浮者，可发汗，宜桂枝汤。

（302）少阴病，得之二三日，麻黄附子甘草汤微发汗，以二三日无证[17]，故微发汗也。

（387）吐利止，而身痛不休者，当消息[18]和解其外，宜桂枝汤小和[19]之。

【综说】

"汗法"，就是通过发汗达到解除表邪，治疗表证的一种方法。只要有表证，便须用发汗法来解表，这是肯定的，不过表邪有轻重，人体有强弱，治疗有先后，因而发汗解表的方法，便有轻、重、缓、急的不同。如39、25、46、52、55、235六条，都是表邪较重的证候，脉搏浮紧或浮数，周身疼痛，不出汗，发烦目瞑，所以都可以用麻黄汤为主的重发汗剂。第42、276两条，表邪较轻，所以仅用桂枝汤的轻发汗剂。第302条少阴病而见表证，少阴是阳虚证，因而只有在温经的基础上来解表，用麻黄附子甘草汤。第387条是患吐泻重证后而见表证，虽然表证非解表不可，但正气衰弱已甚，即使用桂枝汤亦只能少少地给予。从这些列举的条文便可以看出，《伤寒论》用发汗解表法的主要精神了。

（四）不可发汗

【条文】

（27）太阳病，发热恶寒，热多寒少，脉微弱者，此无阳也，不可发汗，宜桂枝二越婢一汤[20]。

（50）脉浮紧者，法当身疼痛，宜以汗解之，假令尺中迟者，不可发汗，何以知然？以营气不足，血少故也。

（83）咽喉干燥者，不可发汗。

（85）疮家[21]虽身疼痛，不可发汗，汗出则痓[22]。

（285）少阴病，脉细沉数[23]，病为在里，不可发汗。

（286）少阴病，脉微，不可发汗，亡阳故也。……

（364）下利清谷，不可攻表，汗出必胀满。

【综说】

"汗"为人体五液之一，与脾、与血都有密切关系，如发汗不当，便会损伤脾阳和阴血。第27条的"此无阳也，不可发汗"，第286条的"不可发汗，亡阳故也"，第285条的"少阴病不可发汗"，第364条的"汗出必胀满"，这些都是阳虚证，所以都不宜发汗。第50条的"营气不足血少"，第83条的"咽喉干燥"，第85条的"疮家"，这些都是阴虚证，所以亦不可发汗。可见凡属阴虚或阳虚的人，发汗最要审慎。

（五）误汗

【条文】

（30）问曰：证象阳旦[24]，按法治之而增剧，厥逆，咽中干，两胫拘急而谵语。师曰：言夜半手足当温，两脚当伸，后如师言，何以知此？答曰：寸口脉浮而大，浮为风，大为虚，风则生微热，虚则两胫[25]挛，病形象桂枝，因加附子参其间，增桂令汗出，附子温经，亡阳故也。……

（75）未持脉时，病人手叉自冒心，师因教试令咳，而不咳者，此必两耳聋无闻也。所以然者，以重发汗，虚故如此。……

（88）汗家重发汗，必恍惚心乱，小便已阴疼，与禹余粮丸。

（89）病人有寒[26]，复发汗，胃中冷，必吐逆。

（122）病人脉数，数为热，当消谷引食，而反吐者，此以发汗，令阳气微，膈气虚，脉乃数也，数为客热，不能消谷，以胃中虚冷，故吐也。

【综说】

所谓"误汗"，是指不适当的发汗、或不该发汗而发汗、或发汗过度等，都包括在内。误汗的结果，不是"亡阳"便是"伤津"。阳虚者，误汗后往往先亡阳；阴虚者，误汗后往往先伤津。

当然，"亡阳"亦无不影响津液，"伤津"亦无不影响阳气，这不过是相对而言。如第30、88两条所举，便是既"亡阳"而又"伤津"。第75、89、122三条，主要是亡阳，所谓"亡阳"，是指损伤了某部分的生活能力；所谓"伤津"，是指损失了身体中的体液。

（六）下法

【条文】

（253）阳明病，发热汗多者，急下之，宜大承气汤。

（254）发汗不解，腹满痛者，急下之，宜大承气汤。

（255）腹满不减，减不足言，当下之，宜大承气汤。

（256）阳明少阳合病，必下利，其脉不负[27]者，为顺也。负者，失也，互相克贼，名为负也。脉滑而数者，有宿食也，当下之，宜大承气汤。

（320）少阴病，得之二三日，口燥咽干者[28]，急下之，宜大承气汤。

（321）少阴病，自利清水，色纯青，心下必痛，口干燥者，可下之，宜大承气汤。

【综说】

凡属里热盛而邪实的，《伤寒论》都用"泻下法"，也就是除恶务尽的意思。所谓"热盛邪实"，不一定是指屎硬、便秘而言，如第321条的"自利清水，色纯青"，即所谓"热结旁流证"，这是热邪为害，所以仍得用大承气汤。"胃家实"用下法，人所易知，"下利清水"用下法，一般较难掌握，除了凭借脉症而外亦无他法。

（七）不可下

【条文】

（36）太阳与阳明合病，喘而胸满者，不可下，宜麻黄汤。

（132）结胸证，其脉浮大者，不可下，下之则死。

（280）太阴为病，脉弱，其人续自便利，设当行大黄芍药者，宜减之，以其人胃气弱易动故也。

（286）……阳已虚，尺脉弱涩者，复不可下之。

（347）伤寒五六日，不结胸，腹濡，脉虚复厥者，不可下，此亡血，下之死。

【综说】

"泻下剂"是针对着里有实邪而应用的，反之便要慎重。第一，有表证的不能用下法，第36条就是例子；第二，实中有虚的不能用下法，第132条是例子；第三，虚证不能用下法，第280、286、347三条都是例子。有表证者容易诊断，不会误用；虚证容易诊断，也不会误用；实中有虚的证候，便不容易诊断，往往误用了还不能自察，因而临床时务要审慎。

（八）误下

【条文】

（43）太阳病，下之微喘者，表未解故也，桂枝加厚朴杏子汤主之。

（140）太阳病，下之，其脉促，不结胸者，此为欲解也。脉浮者，必结胸；脉紧者，必咽痛；脉弦者，必两胁拘急；脉细数者，头痛未止；脉沉紧者，必欲呕；脉沉滑者，协热利；脉浮滑者，必下血。

（162）下后，不可更行桂枝汤，若汗出而喘，无大热者，可与麻黄杏子甘草石膏汤。

（189）阳明中风，口苦咽干，腹满微喘，发热恶寒，脉浮而紧，若下之，则腹满小便难也。

【综说】

凡属表证、虚证，均不可妄下。表证误下，便会使表邪内陷；虚证误下，将使中气益伤；这两种情况，在临床上是常见的。但仍不可机械地臆断，每随机体的不同而变化多端，如上列第140条便是典型的例子。第189条是三阳合病，表邪未解，故不可妄下。至第43、162两条，误下后都有表证仍在的情况，变化不太大，所以都仍以解表为主，而随证加减治之。

（九）吐法

【条文】

（166）病如桂枝证，头不痛，项不强，寸脉微浮，胸中痞硬，气上冲喉咽，不得息者，此为胸有寒也，当吐之，宜瓜蒂散。

（324）少阴病，饮食入口则吐，心中温温欲吐，复不能吐，始得之，手足寒，脉弦迟者，此胸中实，不可下也，当吐之。……

（355）病人手足厥冷，脉乍紧者，邪结在胸中，心下满而烦，饥不能食者，病在胸中，当须吐之，宜瓜蒂散。

【综说】

凡是上焦有实邪的，都可以用"吐法"，把实邪涌吐出来，所谓"实邪"，即是寒饮、痰湿之类。《内经》说："其高者因而越之。"意思即是说，实邪在高处的，可用催吐剂将其发越出来。惟没有实邪，甚至脾胃虚弱者，便要慎用。

《伤寒论》中的催吐剂，只有瓜蒂散一种。有人认为栀子豉汤亦为催吐剂，那是错误的，栀子豉汤不仅不催吐，反而有止吐的作用，所以不能混为一谈。

上列三条，都是寒湿在胸中，因而都用了吐法。

（十）不可吐

【条文】

（324）少阴病，饮食入口则吐，心中温温欲吐，复不能吐……若膈上有寒饮，干呕者，不可吐也，当温之，宜四逆汤。

【综说】

"催吐"既是只宜于实证，虚证便不适用了，上列条文属于虚寒证，所以《医宗金鉴》说："此为少阴寒虚之饮，非胸中寒实之饮也，故不可吐。"（《订正仲景全书伤寒论注·少阴》）如虚寒证误用吐法，脾阳将越是受伤而呕逆不止也。

（十一）误吐

【条文】

（120）太阳病，当恶寒发热，今[29]自汗出，反不恶寒发热，关上脉细数者，以医吐之过也。一二日吐之者，腹中饥，口不能食，三四日吐之者，不喜糜粥，欲食冷食，朝食暮吐，以医吐之所致也，此为小逆。

（121）太阳病吐之，但太阳病当恶寒，今反不恶寒，不欲近衣，此为吐之内烦也。

【综说】

催吐剂总属于刺激性较强的药，所以一经误用后，不是引起呕吐不止，便是烦热难堪。第120、121两条，误吐后的反应虽有轻重不同，而引起内热则一。曹颖甫云："胃中原有胆汁及肝脾之液，为之消谷，惟吐之太过，胆汁倾泄则黄而苦，肝液倾泄则清而酸，脾液倾泄则腻而甜。"（《伤寒发微·太阳》）曹氏之说，足可供临床参考。

（十二）汗吐下后的变证

【条文】

（93）太阳病，先下而不愈，因复发汗，以此表里俱虚，其人因致冒[30]，冒家汗出自愈。所以然者，汗出表和故也，里未和，然后复下之。

（160）伤寒吐下后，发汗，虚烦，脉甚微，八九日心下痞硬，胁下痛，气上冲咽喉，眩冒，经脉动惕者，久而成痿[31]。

（161）伤寒，发汗、若吐、若下解后[32]，心下痞硬，噫气[33]不除者，旋覆代赭汤主之。

（181）问曰：何缘得阳明病？答曰：太阳病，若发汗、若下、若利小便，此亡津液，胃中干燥，因转属阳明，不更衣，内实大便难者，此名阳明也。

【综说】

汗法、吐法、下法，无论何法，用得不当，都会伤损阴阳之气。上举条文中第93、160两条，是阴阳两伤；第161条主要是伤了脾阳，脾阳不运而水饮停潴；第181条主要是伤了胃阴，所以大便燥结而为阳明病。

（十三）温法

【条文】

（22）若微寒[34]者，桂枝去芍药加附子汤主之。

（174）伤寒八九日，风湿相搏，身体疼烦，不能自转侧，不呕不渴，脉浮虚而涩者，桂枝附子汤主之，若其人大便硬，小便自利者，去桂加白术汤主之。

（305）少阴病，身体痛，手足寒，骨节痛，脉沉者，附子汤主之。

（314）少阴病，下利，白通汤主之。

（323）少阴病，脉沉者，急温之，宜四逆汤。

（277）自利不渴者，属太阴，以其脏有寒故也，当温之，宜服四逆辈。

【综说】

凡属寒证，总得用温药。寒在表，当温表；寒在里，当温里。"温表"已包括在"汗法"中，所以在《伤寒论》中，不于"发汗"之外再谈"温表"；单谈一个"温"字的，都是指温里而言，第323、277两条就是例子。他如附子汤、吴茱萸汤、四逆汤、白通汤等方，虽没有明言"温"，实际都是温里方，第22、147、305、314各条都属于这一类。

但是，要明确一点，凡是温里者多属虚寒，即如吴茱萸汤证亦是阳虚而寒饮聚，决非外感风寒所可比拟。于此可体会到所谓"温"，即如第30条所说的"附子温经"，"温经"就是温暖经脉回复生阳之意。

（十四）清法

【条文】

（78）伤寒五六日，大下之后，身热不去，心中结痛者，未欲解也，栀子豉汤主之。

（80）伤寒，医以丸药[35]大下之，身热不去，微烦者，栀子干姜汤主之。

（176）伤寒脉浮滑，此以表有热，里有寒[36]，白虎汤主之。

【综说】

凡热盛于里，且无积聚的时候，都属于用"清解"方法的范围，只是随热的轻重而用不同的清热方剂就是了。如栀子豉汤证热较轻，白虎汤证热便较重。

第 80 条的清解剂用了"干姜"，是因为大量泻下剂攻伤了胃阳，只是清热而不扶胃，胃阳愈伤热愈不散，这就是《黄帝内经》所说的"从治法"。

（十五）和法

【条文】

（144）妇人中风，七八日续得寒热，发作有时，经水适断者，此为热入血室[37]，其血必结，故使如疟状，发作有时，小柴胡汤主之。

（148）伤寒五六日，头汗出，微恶寒，手足冷，心下满，口不欲食，大便硬，脉细者，此为阳微结，必有表复有里也。脉沉亦在里也，汗出为阳微，假令纯阴结，不得复有外证，悉入在里，此为半在里半在外也。脉虽沉紧，不得为少阴病，所以然者，阴不得有汗，今头汗出，故知非少阴也，可与小柴胡汤。设不了了者，得屎而解。

（171）太阳少阳并病，心下硬，颈项强而眩者，当刺大椎、肺俞、肝俞，慎勿下之。

【综说】

《伤寒论》的"和法"，总用于半表半里的少阳证，因为少阳病的性质，是介于表里之间的，既不能发汗，也不能催吐，更不能泻下，所以只有用"和法"。"和"就是调和、和解的意思，最能代表和解法的方剂是小柴胡汤。陆渊雷说："证在表里上下之间，则抗病力之趋势不可知，故汗吐下诸法，皆禁施于少阳。夫阳证祛毒之治，除汗吐下更无他法，汗吐下俱在所禁，则少阳之药法，几于穷矣。独有柴胡一味，专宜此病。征诸实验，若服柴胡剂的当，有汗出而解者，有微利而解者，非柴胡兼有汗下之功，特能扶助少阳之抗病力，以祛除毒害性物质耳。亦有不汗不利，潜然而解者，昔贤因称柴胡为和解剂，意者，柴胡特能产生少阳之抗毒力，与毒害性物质结合，而成无毒之物，故不假祛毒，而病自愈欤。"(《伤寒论今释·卷三》)

第171条的"太阳少阳并病"，如不用针刺，仍可以用小柴胡汤或柴胡桂枝汤来和解。

（十六）利法

【条文】

（28）服桂枝汤，或下之，仍头项强痛，翕翕发热，无汗，心下满微痛，小便不利者，桂枝去桂[38]加茯苓白术汤主之。

（41）伤寒，心下有水气，咳而微喘，发热不渴，服汤已，渴者，此寒去欲解也，小青龙汤主之。

（63）发汗后，不可更行桂枝汤，汗出而喘，无大热者，可与麻黄杏仁甘草石膏汤。

（73）伤寒汗出而渴者，五苓散主之；不渴者，茯苓甘草汤主之。

（109）伤寒发热，啬啬恶寒，大渴欲饮水，其腹必满，自汗出，小便利，其病欲解，此肝乘肺也，名曰横[39]，刺期门。

（352）若其人内有久寒者，宜当归四逆加吴茱萸生姜汤。

【综说】

"利"，即是"通利"的意思，凡寒热邪气滞涩在体内某一部位，都要用通利的方法。如第 28 条的桂枝去芍药加茯苓白术汤（按：参见 [38] 注），第 73 条的五苓散，第 41 条的小青龙汤，第 109 条的刺期门，都是邪壅于表而饮盛于里的证候，所以既要通达表邪，也要通利里塞。第 63 条是邪热气壅，所以便以通利热邪为主；第 73 条的茯苓甘草汤证是水饮内蓄，所以就单是利水；第 352 条为寒饮上盛，所以便用当归四逆加吴茱萸生姜汤来温化，达到通利的目的。

（十七）补法

【条文】

（62）发汗后，身疼痛，脉沉迟者，桂枝加芍药生姜各一两人参三两新加汤主之。

（100）伤寒，阳脉涩，阴脉弦，法当腹中急痛，先与小建中汤，不差者，小柴胡汤主之。

（396）大病差后，喜唾，久不了了，胸上有寒，当以丸药温之，宜理中丸。

（177）伤寒脉结代，心动悸，炙甘草汤主之。

【综说】

《素问·阴阳应象大论》说："形不足者，温之以气；精不足者，补之以味。""温之以气"，适合于阳虚；"补之以味"，适合于阴虚。

前面所谈的温法即"温之以气"者，"补法"必兼而有之；"温法"多用于急，"补法"多用于缓，这是两者的大不相同之处。第62、100、396三条，都偏于补阳；第177条，便是阴阳两补了。

（十八）火逆证禁忌

【条文】

（115）脉浮热甚，而反灸[40]之，此为实，实以虚治，因火而动，必咽燥吐血。

（118）火逆下之，因烧针烦躁者，桂枝甘草龙骨牡蛎汤主之。

（119）太阳伤寒者，加温针必惊也。

【综说】

据《金匮玉函经·辨可火病形证治第二十二》中记载仅有两条，一条即是第48条，另一条说："下利，谷道中痛，当温之，以为宜火，熬末盐熨之，一方炙枳实熨之。"而第48条，仅有"当解之熏之"一句是火疗法。而"不可火"篇，便有火针、温针、烧针、火熏、烧瓦熨等等方法，可见古人火疗的方法是很多的。

火疗法，只适宜于里寒证，如表有寒邪而阳气怫郁的，《伤寒论》认为当忌火法，因为"火法"有从外向内的趋势，内攻有余而外宣不足，因而反以为忌，所列数条，便知其梗概。

提　纲

（1）所谓"传经"，是指病理性的传变，对病理传变的认识取决于"脉"和"症"，舍去脉症而空言传变，是不符合临床实际的。

（2）表证一定要解表；里证一定要治里；表里两实证要先攻表再攻里；表实里虚证要先温里后解表，这是《伤寒论》提出的治疗大法。

（3）"汗法"适用于表有邪者，表无邪的多不适用。表证有虚实的区分，汗法便有轻重的不同；凡属虚证，无论阴虚或阳虚，都不适合用汗法。

（4）"下法"适用于里有邪者，里无邪的便不适用。里邪要分辨热和实，只是无形的热邪清里已足，若是有形的实邪便非泻下不可；凡属虚证不宜妄下，病还在表也不要轻率施用下法。

（5）用下法治疗里证实邪，应以邪在中下焦的为准；若邪在上焦，便不适合用下法，而唯有用吐法了；但吐法最伤脾胃，不能审察确属实证而邪在上焦的，也不能妄用。

（6）误用汗、吐、下法的结果，不是伤阳便是损阴，明乎此，便把救治法的道理懂得大半了。

（7）"温法"主要是指"温经"而言，经脉在里，所以温经也就是温里；凡经脉虚寒而阳气弱者，最需用温法。

（8）"清法"适用于有热邪者，主要是针对无形的热邪而起作用，与用于有形之实邪的"下法"是不同的，"清法"可用于表里上中下各部，"下法"只适用于里证之中下焦。

（9）凡病在表里之间的，下之既不可、发汗亦当禁的时候，便用"和法"。"和法"是以病机的趋向而发挥作用的，所以它不如汗、吐、下等法有明确的去病途径。

（10）"利法"是以"通"为主要目的，一般多应用于气分证、水饮证。无形的气和有形的水饮，都可用通利方法，这是"利法"不同于"下法"的地方。

（11）凡属虚证，都可用"补法"。凡属补法总偏于温，但"温法”无不扶阳，"补法"便有阴阳的区分，即是说，阴虚便补阴，阳虚便补阳，所以"补法"并不完全同于"温法"。

复习题

（1）你对"传经"怎样认识？

（2）辨证要辨表里，这在临床上有什么意义？

（3）对"汗法"怎样掌握应用？试申说它的宜忌证候。

（4）"下法"与"利法"有哪些相同？哪些不同？

（5）"温法"与"补法"有哪些相同？哪些不同？

（6）被汗、吐、下误治后，应该掌握哪个主要环节来进行治疗呢？

注 解

[1] "七"是单数，古人叫作奇数；"六"是双数，古人叫作偶数。阳为奇，阴为偶，所以阳病七日愈，阴病六日愈。意思是说，阳病逢奇数的天日好转，阴病逢偶数的天日好转。推而广之，一、三、五、七、九，都是阳日，二、四、六、八、十，都是阴日。这里的七日、六日，并不是代表天日的多寡，而是代表天日的阴阳属性。

[2] "阳明"，这里指"足三里"穴。

[3] "风家"，指太阳中风病的患者。

[4] "了了"，是"了然轻快"的意思。《诸病源候论》中云："了者，是瑟然病解，神明了然之状也。"

[5] "十二日愈"，是十二日，是整个病程概计数字，并不是表解后还要迁延十二日。柯韵伯云："七日表解后，复过一候，而五

脏元气始充，故十二日精神慧爽而愈。"(《伤寒论注·卷一》)

[6]"皮肤"，指外表而言，不是指皮肤的组织；"骨髓"，指内在言，不是指骨骼里的骨髓；即是皮肤为"表"、骨髓为"里"的意思。所以成无己说："皮肤言浅，骨髓言深；皮肤言外，骨髓言内。"(《注解伤寒论·卷第二》)

[7]"阴阳自和"，犹言气血自和。陆渊雷云："细胞之生活力恢复常态，消化、吸收、分泌俱无障碍，是为阴阳自和。"(《伤寒论今释·卷二》)

[8]"脉小"，为充血平复的征象，所以称"欲已也"。成无己云："《内经》曰：大则邪至，小则平。伤寒三日，邪传少阳，脉当弦紧，今脉小者，邪气微而欲已也。"(《注解伤寒论·卷第二》)

[9]"气上冲"，这是对病变机转的概括认识。"气"是指"正气"，指机体的调节功能，机体的调节功能不断地和病邪做斗争，有趋上向外排除病毒的机势，便是"气上冲"。如太阳病的发热、脉浮、汗出、恶风、头痛等，都是"气上冲"的具体表现。

[10]"温针"，《明医杂著·卷之四》云："近有欲为温针者，乃楚人法，其法，针于穴，以香白芷作圆饼，套针上，以艾针温之，多取效。"

[11]"解肌"，犹言解散肌表之邪气，即是"轻度发汗"的意思。

[12]"潠"音"巽"，口含水喷潠也。

[13]"灌"，浇也，即"用水浇洒"的意思。

[14]"脓"，本作"醲"，即"稠厚"的意思，不是溃疡化脓的"脓"。

[15]"浮弱",即"浮缓"的意思。

[16]"前法",指前第 24 条,即先刺风池、风府两穴后,再服"桂枝汤"。

[17]"无证",《玉函经》"证"字上有"里"字,是指没有其他的里证、杂证的意思。

[18]"消息",方有执云:"消息,犹言斟酌也。"(《伤寒论条辨·卷之六》)

[19]"小和",方有执云:"小和,言少少与服,不令过度之意也。"(《伤寒论条辨·卷之六》)

[20]"桂枝二越婢一汤",这个方子是应在"热多寒少"句下面的。

[21]"疮家",包括一切创伤出血过多者,或患慢性溃疡而贫血者。

[22]"痓"音"至",与"痉"字同一意义。

[23]"脉细沉数",凡体力已衰惫,而病机犹亢奋未已,常见到沉细中带数的脉象。

[24]"阳旦",成无己云:"阳旦,桂枝汤别名也。"(《注解伤寒论·卷第二》)

[25]"胫"音"净",膝以下骨名。

[26]"寒",指"虚寒"而言,即第 277 条"脏有寒"的意思。

[27]"脉不负",意思即是说,阳明少阳合病为阳邪证,见"滑数"的阳邪脉,即为"不负"为顺;若见脉"弦直"是阴邪脉,脉与证不合,为负、为失。脉与证相合为"不负",脉与证不合为"负"。"负"字,作"失"解。程应旄云:"见滑数之脉,为不负,

为顺；见弦直之脉，为负，为失。"(《伤寒论后条辨·阳明篇第一》)

[28]"口燥咽干者"，舒驰远云："少阴挟火之证，复转阳明，而口燥咽干之外，必更有阳明胃实诸证兼见，否则大承气汤不可用也。"(《伤寒集注·卷九》)

[29]"今"应作"令"字。

[30]"冒"，即是头目昏冒不清的现象。程应旄云："冒者，清阳不彻，昏蔽及头目也。"(《伤寒论后条辨·太阳篇第二》)

[31]"痿"，张锡驹云："痿者，肢体委废，而不为我用也，久而成痿者，经血不外行于四末也。"(《伤寒论直解·卷三》)

[32]"解后"，方有执云："解，谓大邪已散也，心下痞硬，噫气不除者，正气未复，胃气尚弱，而伏饮为逆也。"(《伤寒论条辨·卷之二》)

[33]"噫"音"嗳"；"噫气"，一般叫作"干嗳"。

[34]"微寒"即"微恶寒"的意思。沈明宗云："若脉促胸满，而微恶寒，迺虚而偏促，阳气欲脱，又非阳实之比，所以去芍药方中加附子固护真阳。"(《伤寒六经辨证治法·卷一》)

[35]"丸药"，参见"症状的分辨（上）"注[24]。王宇泰云："丸药，所谓神丹甘遂也，或作巴豆。"(《伤寒证治准绳·怢之五》)

[36]"里有寒"，程应旄云："读厥阴篇中，脉滑而厥者，里有热也，白虎汤主之（350条），则知此处表里二字为错简。里有热，表有寒，亦是热结在里，郁住表气于外，但较之时时恶风，背微恶寒者，少倏忽零星之状。"(《伤寒论辑义·卷三》引)

[37]"血室"，参见"症状的分辨（下）"注[29]。

[38]"桂枝去桂",《医宗金鉴》云:"去桂当是去芍药,此方去桂,将何以治头项强痛,发热无汗之表乎……论中有脉促胸满,汗出恶寒之证,用桂枝去芍药加附子汤主之(第21、22条)。去芍药者,为胸满也,此条证虽稍异,而其满则同,为去芍药可知矣。"(《订正仲景全书伤寒论注·太阳中篇》)

[39]"横",逆也,指肝邪乘肺的横逆之势而言。

[40]"灸",原叫"灸焫",即用艾绒制成小圆柱,放置在一定部位的皮肤上,刺激皮肤,对疾病起到"外荄内效"的作用,这种治疗方法叫作"灸"。

七、方剂分类

（一）桂枝汤类

1. 桂枝汤方

桂枝三两[1]（去皮）　芍药三两　甘草二两（炙[2]）　生姜三两（切）　大枣十二枚（擘[3]）

右[4]五味，㕮咀[5]三味，以水七升[6]，微火煮取三升，去滓，适寒温[7]，服一升，服已须臾，歠[8]热稀粥一升余，以助药力，温覆令一时许，遍身漐漐微似[9]有汗者益佳，不可令如水流离，病必不除。若一服汗出病差，停后服，不必尽剂。若不汗，更服，依前法。又不汗，后服小促其间[10]，半日许，令三服尽。若病重者，一日一夜服，周时[11]观之。服一剂尽，病证犹在者，更作服。若汗不出，乃服至二三剂。禁生冷黏滑肉面五辛酒酪臭恶等物。

【主治条文】

第 12、13、15、16、17、18、19、24、25、26、28、29、30、34、42、44、45、53、54、56、57、91、95、162、164、166、234、240、276、372、387 条。

【方解】

曹颖甫云："方用桂枝以通肌理达四肢，芍药以泄孙络，生姜甘草大枣以助脾阳，又恐脾阳之不动也，更饮热粥以助之，而营阴之弱者振矣。营阴之弱者振，然后汗液由脾而泄于肌腠者，乃能直出皮毛，与卫气相接，卫始无独强之弊，所谓阴阳和而自愈者也。"（《伤寒发微·太阳篇》）

2. 桂枝加葛根汤方

葛根四两　麻黄三两（去节）　芍药二两　生姜三两（切）　甘草二两（炙）　大枣十二枚（擘）　桂枝二两（去皮）

右七味，以水一斗，先煮麻黄葛根，减二升，去上沫[12]，内[13]诸药，煮取三升，去滓，温服一升，覆取微似汗，不须啜粥，余如桂枝法将息及禁忌。

（臣亿等谨案[14]仲景本论，太阳中风自汗用桂枝，伤寒无汗用麻黄，今证云汗出恶风，而方中有麻黄，恐非本意也。第三卷有葛根汤证，云无汗恶风，正与此方同，是合用麻黄也。此云桂枝加葛根汤，恐是桂枝中但加葛根耳。）

【主治条文】

第 14 条。

【方解】

张志聪云："用桂枝汤以解太阳肌中之邪，加葛根宣通经脉之气，而治太阳经脉之邪。"（《伤寒论集注·太阳篇》）

曹颖甫云："病邪既陷太阳经输，固当加葛根以提而出之，其不用葛根汤者，有汗则皮毛本开，不必再用麻黄也。"（《伤寒发微·太阳篇》）

本方不应该有"麻黄"的意见是正确的。

3. 桂枝加附子汤方

桂枝三两（去皮）　芍药三两　甘草三两（炙）　生姜三两（切）　大枣十二枚（擘）　附子一枚（炮，去皮，破八片）

右六味，以水七升，煮取三升，去滓，温服一升，本云，桂枝汤今加附子，将息如前法。

【主治条文】

第20、30条。

【方解】

曹颖甫云："夫汗出恶风，原属桂枝汤本证，惟表阳不固，不得不于本方中加熟附子一枚，以固表阳，但令表阳能复，卫气之属于皮毛者，自能卫外而为固，于是漏汗止，而诸恙自愈矣。"（《伤寒发微·太阳篇》）

4. 桂枝去芍药汤方

桂枝三两（去皮）　甘草二两（炙）　生姜三两（切）　大枣十二枚（擘）

右四味，以水七升，煮取三升，去滓，温服一升。本云，桂枝汤今去芍药，将息如前法。

【主治条文】

第21条。

【方解】

曹颖甫云："脉促而胸满，气上冲者，阳有余而阴不足也，芍药苦泄伤阴，非阴虚所宜，故去之。"（《伤寒发微·太阳篇》）

陆渊雷云："胸之所以满，盖因胸腔内充血之故，芍药阴药，作用于内部，《药徵》[15]谓其主治挛急，可知能扩张内部血管，血管扩张，则愈益充血，此胸满之所以忌芍药欤。"（《伤寒论今释·卷一》）

5. 桂枝去芍药加附子汤方

桂枝三两（去皮）　甘草二两（炙）　生姜三两（切）　大枣十二枚（擘）　附子一枚（炮，去皮，破八片）

右五味，以水七升，煮取三升，去滓，温服一升，本云，桂枝汤今去芍药加附子，将息如前法。

【主治条文】

第22条。

【方解】

曹颖甫云："下后身寒，则表阳虚……阴虚故去芍药，此与脉促胸满同，阳虚故加熟附子一枚，此与发汗后漏遂不止同。"（《伤寒发微·太阳篇》）

6. 桂枝麻黄各半汤方

桂枝一两十六铢[16]（去皮）　芍药　生姜（切）　甘草（炙）　麻黄（去节）各一两　大枣四枚（擘）　杏仁二十四枚（汤浸，去皮尖及两仁者）

右七味，以水五升，先煮麻黄一二沸[17]，去上沫，内诸药，煮取一升八合，去滓，温服六合。本云，桂枝汤三合，麻黄汤三合，并为六合，顿服[18]，将息如上法。

（臣亿等谨按：桂枝汤方，桂枝、芍药、生姜各三两，甘草二两，大枣十二枚。麻黄汤方，麻黄三两，桂枝二两，甘草一两，杏仁七十个。今以算法约之，二汤各取三分之一，即得桂枝一两十六铢，芍药生姜甘草各一两，大枣四枚，杏仁二十三个零三分枚之一，收之，得二十四个，合方。详此方乃三分之一，非各半也，宜云合半汤。）

【主治条文】

第23条。

【方解】

曹颖甫云："营热内张，毛孔外塞，则其身必痒，故宜桂枝麻黄各半汤，以期肌表双解，则一汗而愈矣。"（《伤寒发微·太阳篇》）

7. 桂枝二麻黄一汤方

桂枝一两十七铢（去皮）　芍药一两六铢　麻黄十六铢（去节）　生姜一两六铢（切）　杏仁十六个（去皮尖）　甘草一两二铢（炙）　大枣五枚（擘）

右七味，以水五升，先煮麻黄一二沸，去上沫，内诸药，煮取二升，去滓，温服一升，日再服。本云，桂枝汤二分，麻黄汤一分，合为二升，分再服，今合为一方，将息如前法。

（臣亿等谨按：桂枝汤方，桂枝、芍药、生姜各三两，甘草二两，大枣十二枚。麻黄汤方，麻黄三两，桂枝二两，甘草一两，杏仁七十个。今以算法约之，桂枝汤取十二分之五，即得桂枝芍药生姜各一两六铢，甘草二十铢，大枣五枚。麻黄汤取九分之二，即得麻黄十六铢，桂枝十铢三分铢之二，收之得十一铢，甘草五铢三分铢之一，收之得六铢，杏仁十五个九分枚之四，收之得十六个，二汤所取相合，即共得桂枝一两十七铢，麻黄十六铢，生姜芍药各一两六铢，甘草一两二铢，大枣五枚，杏仁十六个，合方。）

【主治条文】

第25条。

【方解】

柯韵伯云："邪气稽留于皮毛肌肉之间，固非桂枝汤之可解；已经汗过，又不宜麻黄汤之峻攻，故取桂枝汤三分之二，麻黄汤三分之一，合而服之，再解其肌，微开其表，审发汗于不发之中，又用桂枝后，更用麻黄法也。"（《伤寒附翼·卷上》）

8. 桂枝二越婢一汤方

桂枝（去皮）　芍药　麻黄　甘草各十八铢（炙）　大枣四枚（擘）　生姜一两二铢（切）　石膏二十四铢（碎，绵裹）

右七味，以水五升，煮麻黄一二沸，去上沫，内诸药，煮取二升，去滓，温服一升。本云，当裁为越婢汤、桂枝汤，合之饮一升，今合为一方，桂枝二分，越婢一分。

（臣亿等谨按：桂枝汤方，桂枝、芍药、生姜各三两，甘草二两，大枣十二枚。越婢汤方，麻黄二两，生姜三两，甘草二两，石膏半斤，大枣十五枚。今以算法约之，桂枝汤取四分之一，即得桂枝、芍药、生姜各十八铢，甘草十二铢，大枣三枚。越婢汤取八分之一，即得麻黄十八铢，生姜九铢，甘草六铢，石膏二十四铢，大枣一枚八分之七，弃之，二汤所取相合，即共得桂枝、芍药、甘草、麻黄各十八铢，生姜一两二铢，石膏二十四铢，大枣四枚，合方。旧云桂枝三，今取四分之一，即当云桂枝二也，越婢汤方，见仲景杂方中，《外台秘要》一云起脾汤。）

【主治条文】

第 27 条。

【方解】

柯韵伯云："考越婢方，比大青龙无桂枝杏仁，与麻黄杏子石膏汤同为凉解表里之剂。此不用杏仁之苦，而用姜枣之辛甘，可以治太阳阳明合病，热多寒少而无汗者，犹白虎汤证背微恶寒之类，而不可以治脉弱无阳之证也。"（《伤寒附翼·卷上》）

9. 桂枝去桂加茯苓白术汤方

芍药三两　甘草二两（炙）　生姜（切）　白术　茯苓各三两　大枣十二枚（擘）

右六味，以水八升，煮取三升，去滓，温服一升，小便利则愈，本云，桂枝汤今去桂枝，加茯苓、白术。

【主治条文】

第 28 条。

【方解】

曹颖甫云："方用芍药甘草以舒头项之强急；生姜大枣温中而

散寒；白术茯苓去水而降逆。但使水道下通，则水之停蓄者，得以疏泄，而标阳之郁于头项及表分者散矣。邪不陷于在背之经输，故不用升提之葛根；水在心下而不在下焦，故不用猪苓泽泻；去桂枝者，则以本病当令水气内消，不欲令阳气外张故也。"（《伤寒发微·太阳篇》）

10. 桂枝加厚朴杏子汤方

桂枝三两（去皮）　甘草二两（炙）　生姜三两（切）　芍药三两　大枣十二枚（擘）　厚朴二两（炙，去皮）　杏仁五十枚（去皮尖）

右七味，以水七升，微火煮取三升，去滓，温服一升，覆取微似汗。

【主治条文】

第18、43条。

【方解】

曹颖甫云："究其所以喘者，则以心下微有水气，肺气不宣之故，故于桂枝汤方中，加厚朴杏仁以蠲微饮，而宣肺郁，则汗一出而微喘定矣，此桂枝加厚朴杏子，所以为下后微喘之主方也。"（《伤寒发微》）

11. 桂枝加芍药生姜各一两人参三两新加汤方

桂枝三两（去皮）　芍药四两　甘草二两（炙）　人参三两　大枣十二枚（擘）　生姜四两

右六味，以水一斗二升，煮取三升，去滓，温服一升，本云，桂枝汤今加芍药生姜人参。

【主治条文】

第62条。

【方解】

陆渊雷云："加芍药者，弛放血管，疏津液之流委也。加生姜、人参者，兴奋胃机能，浚津液之源泉也。用桂枝汤者，治其未解之太阳，即五十八条（按：本书第57条）更发汗宜桂枝汤之义也。不用附子者，津伤而阳不亡也。"（《伤寒论今释·卷二》）

12. 桂枝甘草汤方

桂枝四两（去皮）　甘草二两（炙）

右二味，以水三升，煮取一升，去滓，顿服。

【主治条文】

第64条。

【方解】

柯韵伯云："此方用桂枝为君，独任甘草为佐，以补心之阳，则汗出多者，不至于亡阳矣……甘温相得，气和而悸自平。"（《伤寒附翼·卷上》）

13. 茯苓桂枝甘草大枣汤方

茯苓半斤　桂枝四两　甘草二两（炙）　大枣十五枚（擘）

右四味，以甘烂水[19]一斗，先煮茯苓，减二升，内诸药，煮取三升，去滓，温服一升，日三服。作甘烂水法，取水二斗，置大盆内，以杓扬之，水上有珠子五六千颗相逐，取用之。

【主治条文】

第65条。

【方解】

《医宗金鉴》云："此方即苓桂术甘汤，去白术加大枣倍茯苓也。彼治心下逆满，气上冲胸，此治脐下悸，欲作奔豚。盖以水停中焦，故用白术；水停下焦，故倍茯苓，脐下悸，是邪上干心也，其病由汗后而起，自不外乎桂枝之法，仍以桂枝甘草补阳气，生心液，倍加茯苓以君之，专伐肾邪，用大枣以佐之，益培中土，以甘澜水煎，取其不助水邪也。土强自可制水，阳建则能御阴，欲作奔豚之病，自潜消而默化矣。"（《订正仲景全书伤寒论注·太阳中》)

14. 小建中汤方

桂枝三两（去皮）　甘草二两（炙）　大枣十二枚（擘）　芍药六两　生姜三两（切）　胶饴一升

右六味，以水七升，煮取三升，去滓内饴，更上微火消解，温服一升，日三服。呕家不可用建中汤，以甜故也。

【主治条文】

第100、102条。

【方解】

陆渊雷云："古人称脾胃为中州，胃主消化，脾主吸收，其部位在大腹，故药之治腹中急痛者，名曰建中汤，建中者，建立脾胃之谓。"（《伤寒论今释·卷三》)

曹颖甫云："桂枝汤本辛甘发散，助脾阳而泄肌理之汗，加饴糖以补中气之虚，但令脾阳内动，而气之郁积于足太阴部分者，得以稍缓，所谓急则治标也。"（《伤寒发微·太阳篇》)

15. 桂枝去芍药加蜀漆牡蛎龙骨救逆汤方

桂枝三两（去皮）　甘草二两（炙）　生姜三两（切）　大枣十二枚（擘）　牡蛎五两（熬[20]）　蜀漆三两（洗去腥）　龙骨四两

右七味，以水一斗三升，先煮蜀漆，减二升，内诸药，煮取三升，去滓，温服一升。本云，桂枝汤今去芍药加蜀漆牡蛎龙骨。

【主治条文】

第 112 条。

【方解】

曹颖甫云："方用龙牡以收散亡之阳，蜀漆以去上窜之痰，而惊狂乃定。于桂枝汤原方去芍药者，方欲收之，不欲其泄之也。又按亡阳有二，汗出阳虚者，宜附子以收之，汗出阳浮者，宜龙骨牡蛎以收之，病情不同，故治法亦因之而异也。"（《伤寒发微·太阳篇》）

16. 桂枝加桂汤方

桂枝五两（去皮） 芍药三两 生姜三两（切） 甘草二两（炙） 大枣十二枚（擘）

右五味，以水七升，煮取三升，去滓，温服一升。本云，桂枝汤今加桂满五两，所以加桂者，以能泄奔豚气也。

【主治条文】

第 117 条。

【方解】

柯韵伯云："用桂枝以解外，更加桂者，补心气以益火之阳，而阴自平也。……前症（茯苓桂枝甘草大枣汤）已在里，而奔豚未发，此症尚在表而奔豚已发，故治有不同。……桂枝更加桂，治阴邪上攻，只在一味中加分两，不于本方外求他味，不即不离之妙如此。"（《伤寒附翼·卷上》）

17. 桂枝甘草龙骨牡蛎汤方

桂枝一两（去皮） 甘草二两（炙） 牡蛎二两（熬） 龙骨二两

右四味，以水五升，煮取二升半，去滓，温服八合，日三服。

【主治条文】

第 118 条。

【方解】

曹颖甫云："用桂枝汤中之桂枝甘草，以疏太阳之郁，因营虚而去苦泄之芍药，以阳盛而去辛甘之姜枣，加龙骨牡蛎，以镇浮阳，而烦躁息矣。"（《伤寒发微·太阳篇》）

18. 桂枝加芍药汤方

桂枝三两（去皮） 芍药六两 甘草二两（炙） 大枣十二枚（擘） 生姜三两（切）

右五味，以水七升，煮取三升，去滓，温分三服。本云，桂枝汤今加芍药。

【主治条文】

第 279 条。

【方解】

柯韵伯云："因表症未罢，而阳邪已陷入太阴，故倍芍药以滋脾阴而除满痛，此用阴和阳法也。"（《伤寒附翼·卷上》）

19. 桂枝加大黄汤方

桂枝三两（去皮） 大黄二两 芍药六两 生姜三两（切） 甘草二两（炙） 大枣十二枚（擘）

右六味，以水六升，煮取三升，去滓，温服一升，日三服。

【主治条文】

第 279 条。

【方解】

柯韵伯云："若表邪未解，而阳邪陷入于阳明，则加大黄以润

胃燥，而除其大实痛，此双解表里法也。"(《伤寒附翼·卷上》)

【综说】

以上桂枝汤类 19 方，可以分作六个类型：①桂枝汤、桂枝麻黄各半汤、桂枝二越婢一汤、桂枝二麻黄一汤、桂枝加葛根汤 5 个方剂，是不同的汗剂；②桂枝加附子汤、桂枝加桂汤、桂枝去芍药加附子汤、桂枝甘草汤、桂枝去芍药汤 5 个方剂，是不同的温剂；③小建中汤、桂枝加芍药生姜人参新加汤 2 个方剂，是不同的补剂；④桂枝加厚朴杏子汤、茯苓桂枝甘草大枣汤、桂枝去桂加茯苓白术汤、桂枝加芍药汤 4 个方剂，是不同的利剂；⑤桂枝去芍药加蜀漆牡蛎龙骨救逆汤、桂枝甘草龙骨牡蛎汤 2 个方剂，是不同的镇涩剂；⑥桂枝加大黄汤，是表里两解的缓下剂。

（二）麻黄汤类

20. 麻黄汤方

麻黄三两（去节） 桂枝二两（去皮） 甘草一两（炙） 杏仁七十个（去皮尖）

右四味，以水九升，先煮麻黄减二升，去上沫，内诸药，煮取二升半，去滓，温服八合，覆取微似汗，不须啜粥，余如桂枝法将息。

【主治条文】

第 35、36、37、51、52、55、232、235 条。

【方解】

钱潢云："唯桂枝为卫分解肌之药，而能与麻黄同发营分之汗者，以卫居营外，寒邪由卫入营，故脉阴阳俱紧，阳脉紧，则卫分受伤，阴脉紧，则邪伤营分，所以欲发营内之寒邪，先开卫间之出路，方能引邪由营达卫，汗出而解也。……李时珍云：……麻黄甘草同桂枝引出营分之邪，达之肌表，佐以杏仁，泄肺而利气，是则麻黄汤，虽太阳发汗重剂，实为发散肺经火郁之药也。濒湖此论，诚千古未发之秘。"（《伤寒溯源集·卷之二》）

21. 麻黄杏仁甘草石膏汤方

麻黄四两（去节） 杏仁五十个（去皮尖） 甘草二两（炙） 石膏半斤（碎，绵裹）

右四味，以水七升，煮麻黄，减二升，去上沫，内诸药，煮取二升，去滓，温服一升。本云黄耳杯[21]。

【主治条文】

第 63、162 条。

【方解】

钱潢云："李时珍云，麻黄乃肺经专药，虽为太阳发汗之重剂，实发散肺经火郁之药也。杏仁利气而能泄肺，石膏寒凉，能肃西方金气，乃泻肺肃肺之剂，非麻黄汤及大青龙之汗剂也。世俗不晓，惑于《活人书》及陶节庵之说，但见一味麻黄，即以为汗剂，畏而避之，唯恐不及。不知麻黄汤之制，欲用麻黄以泄营分之汗，必先以桂枝开解卫分之邪，则汗出而邪去矣。……所以麻黄不与桂枝同用，止能泄肺邪，而不至大汗泄也。况服麻黄汤法，原令微似汗而未许人大汗出也。观后贤之麻黄定喘汤，皆因之以立法也。"（《伤寒溯源集·卷之一》）

22. 大青龙汤方

麻黄六两（去节） 桂枝二两（去皮） 甘草二两（炙） 杏仁四十枚（去皮尖） 生姜三两（切） 大枣十枚（擘） 石膏如鸡子[22]大（碎）

右七味，以水九升，先煮麻黄，减二升，去上沫，内诸药，煮取三升，去滓，温服一升，取微似汗，汗出多者，温粉[23]粉之，一服汗者，停后服，若复服，汗多亡阳，遂虚，恶风烦躁，不得眠也。

【主治条文】

第38、39条。

【方解】

柯韵伯云："此麻黄证之剧者，故加味以治之也。诸证全是麻黄，有喘与烦躁之别，喘者是寒郁其气，升降不得自如，故多用杏仁之苦以降气；烦躁是热伤其气，无津不能作汗，故特加石膏之甘以生津，然其性沉而大寒，恐内热顿除，而表寒不解，变为寒中，而挟热下利，是引贼破家矣，故必倍麻黄以发表，又倍甘草以和中，更用姜枣以调营卫，一汗而表里双解，风热两除，此大青龙清内攘外之功，所以佐桂麻二方之不及也。"（《伤寒附翼·卷上》）

23. 小青龙汤方

麻黄（去节） 芍药 细辛 干姜 甘草（炙） 桂枝（去皮）各三两 五味子半升 半夏半升（洗）

右八味，以水一斗，先煮麻黄，减二升，去上沫，内诸药，煮取三升，去滓，温服一升。若渴，去半夏，加栝蒌根三两。若微利，去麻黄，加荛花如一鸡子，熬令赤色。若噎者，去麻黄加附子一枚，炮。若小便不利，少腹满者，去麻黄，加茯苓四两，若喘，去麻黄加杏仁半升，去皮尖，且荛花不治利，麻黄主喘，今此语反之，疑非仲景意。

（臣亿等谨按：小青龙汤大要治水。又按：《本草》，荛花下十二水，若水去，利则止也。又按：《千金》形肿者应内麻黄，乃内杏仁者，以麻黄发其阳故也，以此证之，岂非仲景意也。）

【主治条文】

第 40、41 条。

【方解】

陆渊雷云："小青龙汤为麻桂合方去杏仁、生姜，加细辛、五味子、半夏，姜杏为麻桂发表之佐使，细辛辛散，五味酸敛，辛味相伍，开阖相济以镇咳，干姜温肺，半夏降逆涤痰，姜夏相伍，温降相藉以逐水，故本方发表之力，低于麻黄，胜于桂枝，而镇咳逐水之力则至优。"（《伤寒论今释·卷二》）

柯韵伯云："两青龙俱两解表里法，大青龙治里热，小青龙治里寒，故发表之药同，而治里之药殊也。"（《伤寒附翼·卷上》）

24. 麻黄细辛附子汤方

麻黄二两（去节）　细辛二两　附子一枚（炮，去皮，破八片）

右三味，以水一斗，先煮麻黄，减二升，去上沫，内诸药，煮取三升，去滓，温服一升，日三服。

【主治条文】

第 301 条。

【方解】

钱潢云："麻黄发太阳之汗，以解其在表之寒邪，以附子温少阴之里，以补其命门之真阳，又以细辛之气温味辛，专走少阴者，以助其辛温发散，三者合用，补散兼施，虽发微汗，无损于阳气矣，故为温经散寒之神剂云。"（《伤寒溯源集·卷之九》）

25. 麻黄附子甘草汤方

麻黄二两（去节）　甘草二两（炙）　附子一枚（炮，去皮，破

八片）

右三味，以水七升，先煮麻黄一两沸，去上沫，内诸药，煮取三升，去滓，温服一升，日三服。

【主治条文】

第302条。

【方解】

曹颖甫云："无里证者，水气虽陷，与太阳标阳，未曾隔绝，寒水之下陷，实由中阳之虚，故于麻黄附子汤中，用炙甘草以益中气，使中气略舒，便当合淋巴微管乳糜，外达皮毛而为汗。"（《伤寒发微·少阴篇》）

【综说】

以上6方，除麻黄杏仁甘草石膏汤为清解剂外，其余5方均为不同汗剂。麻黄汤，是发汗剂的代表方；大青龙汤，清里发汗；小青龙汤，温里发汗；麻黄附子细辛汤，扶肾阳以发汗；麻黄附子甘草汤，益脾阳以发汗。

（三）葛根汤类

26. 葛根汤方

葛根四两　麻黄三两（去节）　桂枝二两（去皮）　生姜三两（切）　甘草二两（炙）　芍药二两　大枣十二枚（擘）

右七味，以水一斗，先煮麻黄葛根，减二升，去白沫，内诸药，煮取三升，去滓，温服一升，覆取微似汗，余如桂枝法将息及禁忌。诸汤皆仿此。

【主治条文】

第31、32条。

【方解】

柯韵伯云："葛根味甘气凉，能起阴气而生津液，滋筋脉而舒其牵引，故以为君。麻黄生姜，能开玄府腠理之闭塞，祛风而出汗，故以为臣。寒热俱轻，故少佐桂芍，同甘枣以和里，此于麻桂二方之间，衡其轻重，而为调和表里之剂也。……盖桂枝葛根俱是解肌和里之剂，故有汗无汗，下利不下利皆可用，与麻黄专于治表者不同。"（《伤寒附翼·卷上》）

27. 葛根加半夏汤方

葛根四两　麻黄三两（去节）　甘草二两（炙）　芍药二两　桂枝二两（去皮）　生姜二两（切）　半夏半升（洗）　大枣十二枚（擘）

右八味，以水一斗，先煮麻黄、葛根，减二升，去白沫，内诸药，煮取三升，去滓，温服一升，覆取微似汗。

【主治条文】

第33条。

【方解】

汪琥云："愚以上条病，既云呕矣，其人胸中能免满逆之证乎？汤中半夏，固宜加矣，而甘草大枣之甘能不相碍乎？……或云，方中止甘草二两，大枣十二枚，已有生姜三两，复加半夏半升，于呕家又何碍，斯言实合仲景用药之旨。"（《伤寒论辨证广注·卷四》）

28. 葛根黄芩黄连汤方

葛根半斤　甘草二两（炙）　黄芩三两　黄连三两

右四味，以水八升，先煮葛根，减二升，内诸药，煮取二升，去滓，分温再服。

【主治条文】

第 34 条。

【方解】

陆渊雷云："凡有里热，而病势仍宜外解者，皆葛根芩连汤所主，利与喘汗，皆非必具之证。黄芩、黄连，俱为苦寒药，寒能泄热，所谓热者，充血及炎性机转是也。黄连之效，自心下而上及于头面，黄芩之效，自心下而下及于骨盆，其证候皆为心下痞，按之濡而热，或从种种方面诊知有充血炎性机转者是也。"（《伤寒论今释·卷二》）

【综说】

上列 3 方，葛根汤和葛根加半夏汤都为解表发汗剂，惟葛根黄芩黄连汤是清热剂。

（四）柴胡汤类

29. 小柴胡汤方

柴胡半斤　黄芩三两　人参三两　半夏半升（洗）　甘草（炙）　生姜（切）各三两　大枣十二枚（擘）

右七味，以水一斗二升，煮取六升，去滓，再煎取三升，温服一升，日三服。若胸中烦而不呕者，去半夏人参加栝蒌实一枚。若渴，去半夏，加人参，合前成四两半，栝蒌根四两。若腹中痛者去黄芩，加芍药三两。若胁下痞硬，去大枣加牡蛎四两。若心下悸，小便不利者，去黄芩，加茯苓四两。若不渴，外有微热者，去人参，加桂枝三两，温覆微汗愈。若咳者，去人参大枣生姜，加五味子半升，干姜二两。

【主治条文】

第 37、96、97、98、99、100、101、103、104、123、144、

148、149、229、230、231、266、379、394 条。

【方解】

《医宗金鉴》云："既以柴胡解少阳在经之表寒，黄芩解少阳在府之里热。犹恐在里之太阴，正气一虚，在经之少阳，邪气乘之，故以姜枣人参，和中而预壮里气，使里不受邪而和，还表以作解也。"（《订正仲景全书伤寒论注·少阳篇》）

程应旄云："至若烦而不呕者，火成燥实而逼胸，故去人参半夏，加瓜蒌实也。渴者，燥已耗液而逼肺，故去半夏，加瓜蒌根也。腹中痛，木气散入土中，胃阳受困，故去黄芩以安土，加芍药以戢木也。胁下痞硬者，邪既留则木气实，故去大枣之甘而泥，加牡蛎之咸而软也。心下悸小便不利者，水邪侵乎心矣，故去黄芩之苦而伐，加茯苓之淡而渗也。不渴，身有微热者，半表之寒，尚滞于肌，故去人参，加桂枝以解之也。咳者，半表之寒，凑入于肺，故去参枣，加五味子，易生姜为干姜以温之。虽肺寒不减黄芩，恐干姜助热也。"（《删补名医方论·卷八》引）

30. 大柴胡汤方

柴胡半斤　黄芩三两　芍药三两　半夏半升（洗）　生姜五两（切）　枳实四枚（炙）　大枣十二枚（擘）

右七味，以水一斗二升，煮取六升，去滓再煎，温服一升，日三服。一方加大黄二两，若不加，恐不为大柴胡汤。

【主治条文】

第 103、136、165 条。

【方解】

吴遵程云："此汤治少阳经邪，渐入阳明之府，或误下引邪内犯，而过经不解之证，故于小柴胡汤中，除去人参甘草助阳恋胃之味，而加芍药枳实大黄之沉降，以涤除热滞也，与桂枝大黄汤同义，彼以桂枝甘草兼大黄，两解太阳误下之邪，此以柴胡黄芩半夏兼大黄，两解少阳误下之邪，两不移易之定法也。"(《伤寒分经·卷八》)

31. 柴胡加芒硝汤

柴胡二两十六铢　黄芩一两　人参一两　甘草一两（炙）　生姜一两（切）　半夏二十铢（本云五枚，洗）　大枣四枚（擘）　芒硝二两

右八味，以水四升，煮取二升，去滓，内芒硝，更煮微沸，分温再服，不解更作。

（臣亿等谨按：《金匮玉函》方中无芒硝。别一方云，以水七升，下芒硝二合，大黄四两，桑螵蛸五枚，煮取一升半，服五合，微下即愈。本云，柴胡再服，以解其外，余二升，加芒硝、大黄、桑螵蛸也。）

【主治条文】

第 104 条。

【方解】

汪琥云："小柴胡加芒硝汤，用人参甘草以扶胃气，且微利之后，溏者既去，燥者自留，加芒硝者，能胜热攻坚，又其性速下，而无碍胃气，乃一举而两得也。"(《伤寒论辨证广注·卷七》)

32. 柴胡加龙骨牡蛎汤方

柴胡四两　龙骨　黄芩　生姜（切）　铅丹[24]　人参　桂枝（去皮）　茯苓各一两半　半夏二合半（洗）　大黄二两　牡蛎一两半（熬）　大枣六枚（擘）

右十二味，以水八升，煮取四升，内大黄，切如棋子，更煮一两沸，去滓，温服一升。本云，柴胡汤今加龙骨等。

【主治条文】

第 107 条。

【方解】

陆渊雷云："此方取小柴胡汤之半而去甘草，如龙骨、铅丹、桂枝、茯苓、大黄、牡蛎也。"（《伤寒论今释·卷三》）

曹颖甫云："以太阳寒水下并太阴而为湿也，因有胸满身重，小便不利之变，故用柴胡汤以发之；以阳明浮热，上蒙脑气而为谵语，上犯心脏而致烦惊，于是用龙牡铅丹以镇之；以胃热之由于内实也，更加大黄以利之。此小柴胡汤加龙骨牡蛎之大旨也。"（《伤寒发微·太阳篇》）

33. 柴胡桂枝汤方

桂枝（去皮）　黄芩一两半　人参一两半　甘草一两（炙）　半夏二合半（洗）　芍药一两半　大枣六枚（擘）　生姜一两半（切）　柴胡四两

右九味，以水七升，煮取三升，去滓，温服一升。本云人参汤，作如桂枝法，加半夏、柴胡、黄芩，复如柴胡法，今用人参，作半剂。

【主治条文】

第 146 条。

【方解】

柯韵伯云："桂枝汤重解表而微兼清里，柴胡汤重和里而微兼散表。……此太阳少阳并病之轻者。故取桂枝之半，以解太阳未尽之邪；取柴胡之半，以解少阳之微结。……外证虽在而病机已见于里，故方以柴胡冠桂枝之前，为双解两阳之轻剂。"（《伤寒附

翼·卷下》)

34. 柴胡桂枝干姜汤方

柴胡半斤　桂枝三两（去皮）　干姜二两　栝蒌根四两　黄芩三两　牡蛎二两（熬）　甘草二两（炙）

右七味，以水一斗二升，煮取六升，去滓，再煎取三升，温服一升，日三服。初服微烦，复服汗出便愈。

【主治条文】

第 147 条。

【方解】

柯韵伯云："此方全从柴胡加减，心烦不呕不渴，故去半夏之辛温，加栝蒌根以生津；胸胁满而微结，故减大枣之甘满，加牡蛎之咸以软之。小便不利，而心下不悸，是无水可利，故不去黄芩，不加茯苓，虽渴而太阳之余邪不解，故不用参而加桂。生姜之辛，易干姜之温苦，所以散胸胁之满结也。初服烦即微者，黄芩栝蒌之效，继服汗出周身，内外全愈者，姜桂之功，小柴胡加减之妙，若无定法，而实有定局矣。更其名曰柴胡桂枝干姜，以柴胡证具，而太阳之表犹未解，里已微结，须此桂枝解表，干姜解结，以佐柴胡之不及耳。"（《伤寒附翼·卷下》）

【综说】

以上 6 方，均为和解半表半里的方剂。小柴胡汤为和解剂的代表方，既不偏表，亦不偏里；大柴胡汤、柴胡加芒硝汤都偏于治疗里实；柴胡加龙骨牡蛎汤是通、涩并用的方剂；柴胡桂枝汤、柴胡桂枝干姜汤都是两解太少阳的方药。

（五）栀子汤类

35. 栀子豉汤方

栀子十四个（擘） 香豉四合（绵裹）

右二味，以水四升，先煮栀子，得二升半，内豉，煮取一升半，去滓，分为二服，温进一服，得吐者^[25]，止后服。

【主治条文】

第 76、77、78、81、221、228、375 条。

【方解】

张锡驹云："栀子性寒，导心中之烦热以下行；豆豉颗熟而轻浮，引水液之上升也，阴阳和而水火济，烦自解矣。"（《伤寒论辑义·卷二》引）

36. 栀子甘草豉汤方

栀子十四个（擘） 甘草二两（炙） 香豉四合（绵裹）

右三味，以水四升，先煮栀子甘草，取二升半，内豉，煮取一升半，去滓，分二服，温进一服，得吐者，止后服。

【主治条文】

第 76 条。

【方解】

张锡驹云："少气者，中气虚而不能交通上下，加甘草以补之。"（《伤寒论直解·卷二》）

37. 栀子生姜豉汤方

栀子十四个（擘） 生姜五两 香豉四合（绵裹）

右三味，以水四升，先煮栀子生姜，取二升半，内豉，煮取一升半，去滓，分二服，温进一服，得吐者，止后服。

【主治条文】

第 76 条。

【方解】

张锡驹云："呕者，中气逆而不得上交，加生姜以宣通之。"（《伤寒论直解·卷二》）

38. 栀子厚朴汤方

栀子十四个（擘） 厚朴四两（炙，去皮） 枳实四枚（水浸，炙令黄）

右三味，以水三升半，煮取一升半，去滓，分二服，温进一服，得吐者，止后服。

【主治条文】

第 79 条。

【方解】

张志聪云："栀子之苦寒，能泄心下之热烦；厚朴之苦温，能消脾家之腹满；枳实之苦寒，能解胃中之热结。"（《伤寒论集注·太阳篇》）

39. 栀子干姜汤方

栀子十四个（擘） 干姜二两

右二味，以水三升半，煮取一升半，去滓，分二服，温进一服，得吐者，止后服。

【主治条文】

第 80 条。

【方解】

柯韵伯云："任栀子以除烦，用干姜逐内寒……此甘草泻心汤之化方也。"（《伤寒附翼·卷下》）

40. 栀子柏皮汤方

肥栀子十五个（擘） 甘草一两（炙） 黄柏二两

右三味，以水四升，煮取一升半，去滓，分温再服。

【主治条文】

第 261 条。

【方解】

钱潢云："栀子苦寒，泻三焦火，除胃热时疾黄病，通小便，解消渴心烦懊侬郁热结气。……黄柏苦寒，《神农本经》治五脏肠胃中结热黄疸，泻膀胱相火，故用之以泻热邪，又恐苦寒伤胃，故以甘草和胃保脾，而为调剂之妙也。"（《伤寒溯源集·卷之六》）

41. 枳实栀子汤方

枳实三枚（炙） 栀子十四个（擘） 豉一升（绵裹）

右三味，以清浆水 [26] 七升，空煮取四升，内枳实、栀子，煮取二升，下豉，更煮五六沸，去滓，温分再服，覆令微似汗。若有宿食者，内大黄如搏碁子五六枚，服之愈。

【主治条文】

第 393 条。

【方解】

汪琥云："劳复证，以劳则气上，热气浮越于胸中也，故用枳实为君，以宽中下气；栀子为臣，以除虚烦；香豉为佐，以解劳热；煮以清浆水者，以差后复病，宜助胃气也。"（《伤寒论辨证广注·卷十一》）

【综说】

以上 7 方，统为清里剂，抑且都是偏于清解中上焦热邪的方剂。至于栀子干姜汤，是因于误下后脾寒，故伍用一味温脾的干姜，但因热邪仍在，所以仍用栀子为方之主药。

（六）承气汤类

42. 大承气汤方

大黄四两（酒洗） 厚朴半斤（炙，去皮） 枳实五枚（炙） 芒硝三合

右四味，以水一斗，先煮二物，取五升，去滓，内大黄，更煮取二升，去滓，内芒硝，更上微火一两沸，分温再服，得下，余勿服。

【主治条文】

第 208、209、212、215、217、220、238、240、241、242、251、252、253、254、256、320、321、322 条。

【方解】

《医宗金鉴》云："诸积热结于里，而成满痞燥实者，均以大承气汤下之也。满者，腹胁满急膜胀，故用厚朴以消气壅；痞者，心下痞塞硬坚，故用枳实以破气结；燥者，肠中燥屎干结，故用芒硝润燥软坚；实者，腹痛大便不通，故用大黄攻积泻热。然必审四证之轻重，四药之多少，适其宜，始可与也。"（《订正仲景全书伤寒论注·阳明篇》）

43. 小承气汤方

大黄四两（酒洗） 厚朴二两（炙，去皮） 枳实三枚（大者，炙）

右三味，以水四升，煮取一升二合，去滓，分温二服。初服汤，当更衣，不尔者，尽饮之，若更衣者，勿服之。

【主治条文】

第 56、208、209、213、214、250、251、374 条。

【方解】

钱潢云："邪热轻者，及无大热，但胃中津液干燥而大便难者，以小承气微利之，以和其胃气，胃和则止，非大攻大下之骏剂也。以无大坚实，故于大承气中去芒硝，又以邪气未大结满，故减浓朴枳实也。"（《伤寒溯源集·卷之六》）

44. 调胃承气汤方

大黄四两（去皮，清酒洗）　甘草二两（炙）　芒硝半升

右三味，以水三升，煮取一升，去滓，内芒硝，更上火微煮令沸，少少温服之。

【主治条文】

第 29、30、70、94、105、123、207、248、249 条。

【方解】

徐忠可云："仲景用此汤凡七见，或因吐下津干，或因烦满气热，总为胃中燥热不和，而非大实满者比，故不欲其速下，而去枳朴。欲其恋膈而生津，特加甘草以调和之，故曰调胃。"（《伤寒原方发明·阳明经上》）

45. 桃核承气汤方

桃仁五十个（去皮尖）　大黄四两　桂枝二两（去皮）　甘草二两（炙）　芒硝二两

右五味，以水七升，煮取二升半，去滓，内芒硝，更上火微沸，下火，先食温服五合，日三服，当微利。

【主治条文】

第 106 条。

【方解】

钱潢云："《神农本经》，桃仁主瘀血血闭，洁古云，治血结血

秘，通润大肠，破硝血。大黄下瘀血积聚，荡涤肠胃，推陈致新，芒硝走血软坚，热淫于内，治以咸寒之义也。桂之为用，通血脉，消瘀血，尤其所长也。甘草所以保脾胃，和大黄芒硝之寒峻耳。"（《伤寒论辑义·卷二》引）

46. 抵当汤方

水蛭（熬） 虻虫（去翅足，熬）各三十个 桃仁二十个（去皮尖） 大黄三两（酒洗）

右四味，以水五升，煮取三升，去滓，温服一升，不下更服。

【主治条文】

第 124、125、237、257 条。

【方解】

柯韵伯云："蛭，昆虫之巧于饮血者也。虻，飞虫之猛于吮血者也。兹取水陆之善取血者攻之，同气相求耳。更佐桃仁之推陈致新，大黄之苦寒，以荡涤邪热。"（《伤寒附翼·卷上》）

47. 抵当丸方

水蛭二十个（熬） 虻虫二十个（去翅足，熬） 桃仁二十五个（去皮尖） 大黄三两

右四味，捣分四丸，以水一升，煮一丸，取七合服之，晬时[27]当下血，若不下者更服。

【主治条文】

第 126 条。

【方解】

方有执云："方变汤为丸，然名虽丸也，犹煮汤焉。"（《伤寒论条辨·卷之三》）

曹颖甫云："丸之力缓，故晬时方下血，亦以其无发狂如狂之恶候，故改汤为丸耳。"(《伤寒发微·太阳篇》)

48. 十枣汤方

芫花（熬） 甘遂 大戟

右三味，等分，各分捣为散，以水一升半，先煮大枣肥者十枚，取八合，去滓，内药末，强人服一钱匕，羸人服半钱，温服之，平旦[28]服。若下少病不除者，明日更服，加半钱，得快下利后，糜粥自养。

【主治条文】

第 152 条。

【方解】

柯韵伯云："甘遂、芫花、大戟，皆辛苦气寒，而秉性最毒，并举而任之，气同味合，相须相济，决渎而大下，一举而水患可平矣。然邪之所凑，其气已虚，而毒药攻邪，脾胃必弱，使无健脾调胃之品主宰其间，邪气尽而元气亦随之尽，故选枣之大肥者为君，预培脾土之虚，且制水势之横，又和诸药之毒，既不使邪气之盛而不制，又不使元气之虚而不支，此仲景立法之尽善也。"(《伤寒附翼·卷上》)

49. 大陷胸汤方

大黄六两（去皮） 芒硝一升 甘遂一钱匕

右三味，以水六升，先煮大黄，取二升，去滓，内芒硝，煮一两沸，内甘遂末，温服一升，得快利止后服。

【主治条文】

第 134、135、136、137、149 条。

【方解】

柯韵伯云："水结之所，必成窠臼，甘遂之苦辛，所以直达其窠臼也。然太阳之气化不行于胸中，则阳明之胃府，亦因热而成实，必假大黄芒硝……解心胸之结滞，又保肠胃之无伤，此太阳里病之下法。"（《伤寒附翼·卷上》）

50. 大陷胸丸方

大黄半斤　葶苈子半升（熬）　芒硝半升　杏仁半升（去皮尖，熬黑）

右四味，捣筛二味，内杏仁芒硝，合研如脂，和散，取如弹丸[29]一枚，别捣甘遂末一钱匕，白蜜二合，水二升，煮取一升，温顿服之，一宿乃下，如不下，更服，取下为效，禁如药法。

【主治条文】

第131条。

【方解】

柯韵伯云："此水结因于气结，用杏仁之苦温，以开胸中之气，气降则水下矣；气结因于热邪，用葶苈之大寒，以清气分之热，源清而流洁矣。……小其制而为丸，和白蜜以缓之，使留恋于胸中，过一宿乃下……是以攻剂为和剂者也。"（《伤寒附翼·卷上》）

51. 小陷胸汤方

黄连一两　半夏半升（洗）　栝蒌实（大者）一枚

右三味，以水六升，先煮栝蒌，取三升，去滓，内诸药，煮取二升，去滓，分温三服。

【主治条文】

第138条。

【方解】

钱潢云："夫邪结虽小，同是热结，故以黄连之苦寒，以解热开结，非比大黄之苦寒荡涤也。邪结胸中，则胃气不行，痰饮留聚，故以半夏之辛温滑利，化痰蠲饮，而散其滞结也。栝蒌实之甘寒，能降上焦之火，使痰气下降也。此方之制，病小则制方亦小，即《内经》所云，有毒无毒，所治为主，适大小为制也。"（《伤寒论辑义·卷三》引）

52. 白散方

桔梗三分　巴豆一分（去皮心，熬黑，研如脂）　贝母三分

右三味为散，内巴豆，更于臼中杵之，以白饮和服，强人半钱匕，羸者减之。病在膈上必吐，在膈下必利，不利，进热粥一杯，利过不止，进冷粥一杯，身热皮粟[30]不解，欲引衣自覆。若以水潠之洗之，益令热劫不得出，当汗而不汗则烦，假令汗出已，腹中痛，与芍药三两如上法。

【主治条文】

第 141 条。

【方解】

钱潢云："寒实结于胸中，水寒伤肺，必有喘咳气逆，故以苦梗开之，贝母入肺，又以巴豆之辛热有毒，斩关夺门之将，以破胸中之坚结。盖非热不足以开其水寒，非峻不足以破其实结耳。"（《伤寒溯源集·卷之三》）

53. 麻子仁丸方

麻子仁二升　芍药半斤　枳实半斤（炙）　大黄一斤（去皮）　厚朴一尺（炙，去皮）　杏仁一升（去皮尖，熬，别作脂）

右六味，蜜和丸如梧桐子大，饮服十丸，日三服，渐加，以知为度。

【主治条文】

第 247 条。

【方解】

方有执云："麻子杏仁，能润干燥之坚，枳实厚朴，能导固结之滞，芍药增液以辅润，大黄推陈以致新，脾虽为约，此之疏矣。"（《伤寒论条辨·卷之四》）

【综说】

以上 12 个方剂，均为泻下剂。大承气汤、小承气汤、调胃承气汤 3 方，是不同轻重的泻下粪便方药；桃核承气汤、抵当汤、抵当丸 3 方，是攻下瘀血的方药；十枣汤、大陷胸汤、大陷胸丸、小陷胸汤 4 方，是泻下热水的方药；白散为下寒水剂；麻子仁丸为润下剂。

（七）泻心汤类

54. 半夏泻心汤方

半夏半升（洗）　黄芩　干姜　人参　甘草（炙）各三两　黄连一两　大枣十二枚（擘）

右七味，以水一斗，煮取六升，去滓，再煎取三升，温服一升，日三服。须大陷胸汤者，方用前第二法。

【主治条文】

第 149 条。

【方解】

柯韵伯云："即小柴胡去柴胡加黄连干姜也。不往来寒热，是无半表症，故不用柴胡。痞因寒热之气互结而成，用黄连干姜之大寒大热者，为之两解。且取其苦先入心，辛以散邪耳。此痞本于呕，故君以半夏，生姜能散水气，干姜善散寒气，凡呕后痞硬，是上焦津液已干，寒气留滞可知，故去生姜而倍干姜。痛本于心火内郁，故仍用黄芩佐黄连以泻心也。干姜助半夏之辛，黄芩协黄连之苦，痞硬自散。用参甘大枣者，调既伤之脾胃，且以壮少阳之枢也。"(《伤寒附翼·卷上》)

55. 大黄黄连泻心汤方

大黄二两　黄连一两

右二味，以麻沸汤[31]二升渍之，须臾绞去滓，分温再服。

【主治条文】

第154、156、164条。

【方解】

汪琥云："痞病者，邪热聚于心下，不比结胸之大实大坚，故用沸汤渍绞大黄黄连之汁温服，取其气味皆薄，则性缓恋膈，能泻心下痞热之气，此为邪热稍轻之证，大抵非虚热也。"(《伤寒论辨证广注·卷五》)

56. 附子泻心汤方

大黄二两　黄连一两　黄芩一两　附子一枚（炮，去皮，破，别煮取汁）

右四味，切三味，以麻沸汤二升渍之，须臾绞去滓，内附子汁，分温再服。

【主治条文】

第155条。

【方解】

曹颖甫云："于芩连大黄引火下泄外，加炮附子一枚以收外亡之阳，则一经微利，结热消而亡阳收矣。"（《伤寒发微·太阳篇》）

57. 生姜泻心汤方

生姜四两（切）　甘草三两（炙）　人参三两　干姜一两　黄芩三两　半夏半升（洗）　黄连一两　大枣十二枚（擘）

右八味，以水一斗，煮取六升，去滓，再煎取三升，温服一升，日三服。附子泻心汤，本云加附子，半夏泻心汤，甘草泻心汤，同体别名耳。生姜泻心汤，本云理中人参黄芩汤，去桂枝、术，加黄连并泻肝法。

【主治条文】

第 157 条。

【方解】

《医宗金鉴》云："名生姜泻心汤者，其义重在散水气之痞也。生姜半夏，散胁下之水气，人参大枣，补中州之土虚，干姜甘草，以温里寒，黄芩黄连以泻痞热。备乎虚水寒热之治，胃中不和，下利之痞，焉有不愈者乎？"（《订正仲景全书伤寒论注·太阳中篇》）

58. 甘草泻心汤方

甘草四两（炙）　黄芩三两　干姜三两　半夏半升（洗）　大枣十二枚（擘）　黄连一两

右六味，以水一斗，煮取六升，去滓，再煎取三升，温服一升，日三服。

（臣亿等谨按：上生姜泻心汤法，本云理中人参黄芩汤，今详泻心以疗痞，痞气因发阴而生，是半夏、生姜、甘草泻心三方，皆本于理中也，其方必各有人参，今甘草泻心汤中无者，脱落之也。又按：《千金》并《外台秘要》，治伤寒蠚食，用此方，皆有人参，知脱落无疑。)

【主治条文】

第 158 条。

【方解】

《医宗金鉴》云："方以甘草命名者，取和缓之意也。用甘草大枣之甘，补中之虚，缓中之急；半夏之辛，降逆止呕，芩连之寒，泻阳陷之痞热；干姜之热，散阴凝之痞寒；缓中降逆，泻痞除烦，寒热并用也。"(《订正仲景全书伤寒论注·太阳中篇》)

59. 黄芩汤方

黄芩三两　芍药二两　甘草二两（炙）　大枣十二枚（擘）

右四味，以水一斗，煮取三升，去滓，温服二升，日再夜一服。

【主治条文】

第 172、333 条。

【方解】

曹颖甫云："黄芩苦降，以抑标阳，芍药苦泄，以疏营郁，甘草大枣，甘平以补脾胃，则中气健运，而自利可止，不用四逆理中以祛寒，不用五苓以利水，此不治利而精于治利者也。"(《伤寒发微·太阳篇》)

60. 黄芩加半夏生姜汤方

黄芩三两　芍药二两　甘草二两（炙）　大枣十二枚（擘）　半夏半升（洗）　生姜一两半（切，一方三两）

右六味，以水一斗，煮取三升，去滓，温服一升，日再夜一服。

【主治条文】

第 172 条。

【方解】

曹颖甫云:"寒水内薄,胃中胆汁不能相容,是为呕,呕者,水气内陷,与下利同,脾胃不和,亦与下利同,其不同者,特上逆与下泄耳。故仲师特于前方加半夏生姜,为之平胃而降逆。盖小半夏汤,在《金匮》原为呕逆主方,合黄芩以清胆火,甘草大枣以和胃,芍药以达郁,而呕将自定,抑仲师之言曰,更纳半夏以去其水,此以去水而止呕者也。"(《伤寒发微·太阳篇》)

61. 黄连汤方

黄连三两 甘草三两(炙) 干姜三两 桂枝三两(去皮) 人参二两 半夏半升(洗) 大枣十二枚(擘)

右七味,以水一斗,煮取六升,去滓,温服,昼三夜二。疑非仲景方。

【主治条文】

第 173 条。

【方解】

《医宗金鉴》云:"君黄连以清胸中之热,臣干姜以温胃中之寒,半夏降逆,佐黄连呕吐可止;人参补中,佐干姜腹痛可除。桂枝所以安外,大枣所以培中也。然此汤寒温不一,甘苦并投,故必加甘草协和诸药,此为阴阳相格,寒热并施之治法也。"(《订正仲景全书伤寒论注·少阳篇》)

62. 干姜黄芩黄连人参汤方

干姜 黄芩 黄连 人参各三两

右四味,以水六升,煮取二升,去滓,分温再服。

【主治条文】

第 359 条。

【方解】

陆渊雷云："凡朝食暮吐者，责其胃寒，食入即吐者，责其胃热，胃热故用芩连。本方证，胃虽热而肠则寒，故芩连与干姜并用。"（《伤寒论今释·卷八》）

63. 旋覆代赭汤方

旋覆花三两　人参二两　生姜五两　代赭石一两　甘草三两（炙）　半夏半升（洗）　大枣十二枚（擘）

右七味，以水一斗，煮取六升，去滓，再煎取三升，温服一升，日三服。

【主治条文】

第 161 条。

【方解】

周扬俊云："旋覆花能消痰结，软痞，治噫气。代赭石止反胃，除五脏血脉中热，健脾，乃痞而噫气者用之，谁曰不宜。于是佐以生姜之辛，可以开结也。半夏，逐饮也。人参，补正也。桂枝散邪也，甘草大枣，益胃也。予每借之以治反胃噎食，气逆不降者，靡不神效。"（《伤寒三注·痞篇》）

64. 厚朴生姜半夏甘草人参汤方

厚朴半斤（炙，去皮）　生姜半斤（切）　半夏半升（洗）　甘草二两　人参一两

右五味，以水一斗，煮取三升，去滓，温服一升，日三服。

【主治条文】

第 66 条。

【方解】

钱潢云："此虽阳气已伤，因未经误下，故虚中有实。以胃气未平，故以之（厚朴）为君，生姜宣通阳气，半夏蠲饮利膈，故以之为臣。参甘补中和胃，所以益汗后之虚耳。"（《伤寒溯源集·卷之二》）

65. 黄连阿胶汤方

黄连四两　黄芩二两　芍药二两　鸡子黄二枚　阿胶三两

右五味，以水六升，先煮三物，取二升，去滓，内胶烊尽，小冷内鸡子黄，搅令相得，温服七合，日三服。

【主治条文】

第 303 条。

【方解】

柯韵伯云："此少阴之泻心汤也。凡泻心必藉芩连，而导引有阴阳之别，病在三阳，胃中不和，而心下痞硬者，虚则加参甘补之，实则加大黄下之；病在少阴，而心中烦不得卧者，既不得用参甘以助阳，亦不得用大黄以伤胃矣。用黄连以直折心火，佐芍药以收敛神明，所以扶阴而益阳也。然以但欲寐之病情，而至于不得卧，以微细之病脉，而反见心烦，非得气血之属以交合心肾，甘平之味以滋阴和阳，不能使水升而火降，阴火不归其部，则少阴之热不除。鸡子黄禀南方之火色，入通于心，可以补离宫之火，用生者搅和，取其流动之义也。黑驴皮禀北方之水色，且咸先入肾，可以补坎宫之精，内合于心，而性急趋下，则阿井有水精凝聚之要也，与之相溶而成胶，用以配鸡子之黄，合芩连芍药，是降火归原之剂矣，经曰：火位之下，阴精承之，阴平阳秘，精神乃治。斯方之谓欤。"(《伤寒附翼·卷下》)

【综说】

以上 12 方，属于和剂。柴胡汤类的和剂，是和解半表半里之邪气；泻心汤类的和剂，是和解既寒且热的病变。所以柴胡汤类的药物表里并用，而泻心汤类的药物便寒热互投。和解半表半里证有偏表、偏里的不同，柴胡桂枝汤偏于半表，柴胡加芒硝汤偏于半里。和解既寒且热证亦有偏寒、偏热的各异，大黄黄连泻心汤偏于寒，厚朴生姜甘草半夏人参汤便偏于热，其余各方都是寒热互用的。而黄连阿胶汤又为滋阴和阳之剂了。

（八）白虎汤类

66. 白虎汤方

知母六两　　石膏一斤（碎）　　甘草二两（炙）　　粳米六合

右四味，以水一斗，煮米熟，汤成去滓，温服一升，日三服。

（臣亿等谨按：前篇云热结在里，表里俱热者，白虎汤主之。又云，其表不解，不可与白虎汤。此云脉浮滑，表有热，里有寒者，必表里字差矣。又阳明一证云，脉浮迟，表热里寒，四逆汤主之。以此表里自差明矣。《千金翼方》云，白通汤非也。）

【主治条文】

第 170、176、219、350 条。

【方解】

柯韵伯云："石膏大寒，寒能胜热，味甘归脾，质刚而主降，备中土生金之体；色白通肺，质重而含脂，具金能生水之用，故以为君。知母气寒主降，苦以泄肺火，辛以润肺燥，内肥白而外皮毛，肺金之象，生水之源也，故以为臣。甘草皮赤中黄，能土中泻火，为中宫舟楫，寒药得之缓其寒，用此为佐。沉降之性亦得留连于脾胃之间矣。粳米稼穑作甘，气味温和，禀容平之德，为后天养命之资，得此为佐，阴寒之物，则无伤脾胃之虑也。煮汤入胃，输脾归肺，水精四布，大烦大渴可除矣。白虎为西方金神，用以名汤者，秋金得令而暑清阳解，此四时之序也。"（《伤寒论注·卷三》）

67. 白虎加人参汤方

知母六两　石膏一斤（碎）　甘草二两（炙）　人参二两　粳米六合

右五味，以水一斗，煮米熟，汤成去滓，温服一升，日三服。

【主治条文】

第 26、168、169、170、222 条。

【方解】

曹颖甫云："方用石膏知母以除烦，生甘草粳米加人参以止渴，而烦渴解矣，此白虎汤加人参之旨也。"（《伤寒发微·太阳篇》）

柯韵伯云："加人参以补中益气而生津，协和甘草粳米之补，承制石膏知母之寒，泻火而火不伤，乃操万全之术者。"（《伤寒论注·卷三》）

68. 竹叶石膏汤方

竹叶二把　石膏一斤　半夏半升（洗）　麦门冬一升（去心）　人参二两　甘草二两（炙）　粳米半升

右七味，以水一斗，煮取六升，去滓，内粳米，煮米熟，汤成去米，温服一升，日三服。

【主治条文】

第 397 条。

【方解】

曹颖甫云："用竹叶石膏以清热，人参甘草以和胃，生半夏以止吐，粳米麦门冬以生津，但得津液渐复，则胃热去而中气和矣。"（《伤寒发微·阴阳易差后劳复篇》）

【综说】

以上白虎汤类的 3 方，均属清剂，而且都为养阴清热剂，与栀子豉汤类的清里泻热，大不相同。

（九）五苓散类

69. 五苓散方

猪苓十八铢（去皮） 泽泻一两六铢 白术十八铢 茯苓十八铢 桂枝半两（去皮）

右五味，捣为散，以白饮[32]和服方寸匕[33]，日三服。多饮暖水，汗出愈。如法将息。

【主治条文】

第 71、72、74、141、156、244、386 条。

【方解】

张锡驹云："散者，四散之意也。茯苓、泽泻、猪苓，淡味而渗泄者也。白术助脾气以转输，桂枝从肌达表，外窍通而内窍利矣，故曰多饮暖水，汗出愈也。"（《伤寒论辑义·卷二》引）

70. 猪苓汤方

猪苓（去皮） 茯苓 泽泻 阿胶 滑石（碎）各一两

右五味，以水四升，先煮四味，取二升，去滓，内阿胶烊消，温服七合，日三服。

【主治条文】

第 223、224、319 条。

【方解】

《医宗金鉴》云:"赵羽皇曰:……方中阿胶质膏,养阴而滋燥,滑石性滑,去热而利水,佐以二苓之渗泻,既疏浊热,而不留其壅瘀;亦润真阴,而不苦其枯燥,是利水而不伤阴之善剂也。"(《订正仲景全书伤寒论注·阳明篇》)

71. 文蛤散方

文蛤五两

右一味为散,以沸汤和一方寸匕服,汤用五合。

【主治条文】

141 条。

【方解】

曹颖甫云:"文蛤,当是蛤壳,性味咸寒而泄水,但令水气下泄,则津液得以上承,而口不燥矣。"(《伤寒发微·太阳篇》)

72. 茯苓甘草汤方

茯苓二两　桂枝二两(去皮)　甘草一两(炙)　生姜三两(切)

右四味,以水四升,煮取二升,去滓,分温三服。

【主治条文】

第 73、356 条。

【方解】

《医宗金鉴》云:"是方乃仿桂枝、五苓二方之义,小制其法也。有脉浮数汗出之表,故主以桂枝,去大枣芍药者,因有小便不利之里,恐滞敛而有碍于癃闭也。五苓去术泽猪苓者,因不渴不

烦，里饮无多，惟小便一利可愈，恐过于燥渗伤阴也。"（《订正仲景全书伤寒论注·太阳中篇》）

【综说】

以上4方为利尿剂。五苓散为其代表方，表里两解；猪苓汤养阴利水；茯苓甘草汤扶阳利水；文蛤散最为平和。

（十）四逆汤类

73. 四逆汤方

甘草二两（炙）　干姜一两半　附子一枚（生用，去皮，破八片）

右三味，以水三升，煮取一升二合，去滓，分温再服。强人可大附子一枚，干姜三两。

【主治条文】

第29、91、92、225、277、323、324、353、354、377、388、389条。

【方解】

钱潢云："四逆汤者，所以治四肢厥逆而名之也。……此以真阳虚衰，阴邪肆逆，阳气不充于四肢，阴阳不相顺接，故手足厥冷而为厥逆咽中干也。……其以甘草为君者，以甘草甘和而性缓，可缓阴气之上逆。干姜温中，可以救胃阳而温脾土，即所谓四肢皆禀气于胃而不得至经，必因于脾，乃得禀焉，此所以脾主四肢也。附子辛热，直走下焦，大补命门之真阳，故能治下焦逆上之寒邪，助清阳之升发而腾达于四肢，则阳回气暖，而四肢无厥逆之患矣，是以名之曰四逆汤也。"（《伤寒溯源集·卷之四》）

74. 四逆加人参汤方

甘草二两（炙）　附子一枚（生，去皮，破八片）　干姜一两半　人

参一两

右四味，以水三升，煮取一升二合，去滓，分温再服。

【主治条文】

第385条。

【方解】

魏荔彤云："于温中之中，佐以补虚生津之品……凡病后亡血津枯者，皆可用也，不止霍乱也，不止伤寒吐下后也。"（《伤寒论本义·卷之十八》）

75. 通脉四逆汤方

甘草二两（炙） 附子大者一枚（生用，去皮，破八片） 干姜三两（强人可四两）

右三味，以水三升，煮取一升二合，去滓，分温再服，其脉即出者愈。面色赤者，加葱九茎；腹中痛者，去葱，加芍药二两；呕者，加生姜二两；咽痛者，去芍药，加桔梗一两；利止脉不出者，去桔梗，加人参二两。病皆与方相应者，乃服之。

【主治条文】

第317、370条。

【方解】

曹颖甫云："用甘草干姜以温中焦，生附子以温下焦，盖水盛血寒，为少阴本病，故以下利清谷，手足厥逆为总纲，惟兼见脉微欲绝，乃为通脉四逆汤本证。盖胃为生血之原，胃中寒则脉微。……惟里寒外热，外内不通，因病戴阳，面色乃赤，故加葱以通之。血络因寒而瘀，腹中为痛，故加苦平之芍药以泄之。呕者，为胃中有水气，故加生姜以散之。咽痛为湿痰阻滞，故加有碱性之

桔梗以开之。利止脉不出为里阴虚，故加人参以益之。此又通脉四逆汤因证加减之治法也。"(《伤寒发微·少阴篇》)

76. 通脉四逆加猪胆汤方

甘草二两（炙）　干姜三两（强人可四两）　附子（大者）一枚（生，去皮，破八片）　猪胆汁半合

右四味，以水三升，煮取一升二合，去滓，内猪胆汁，分温再服，其脉即来。无猪胆，以羊胆代之。

【主治条文】

第390条。

【方解】

吴仪洛云："用通脉四逆以回阳，而加猪胆汁以益阴，庶几将绝之阴，不致为阳药所劫夺也。"(《伤寒论辑义·卷七》转引)

77. 干姜附子汤方

干姜一两　附子一枚（生用，去皮，破八片）

右二味，以水三升，煮取一升，去滓，顿服。

【主治条文】

第61条。

【方解】

柯韵伯云："茯苓四逆，固阴以救阳；干姜附子，固阳以配阴，二方皆从四逆加减，而有救阳救阴之异。茯苓四逆，比四逆为缓，固里宜缓也；姜附者，阳中之阳也，用生附而去甘草，则势力更猛，比四逆为峻，回阳当急也。一去甘草，一加茯苓，而缓急自别。"(《伤寒论辑义·卷二》引)

78. 茯苓四逆汤方

茯苓四两　人参一两　附子一枚（生用，去皮，破八片）　甘草二两（炙）　干姜一两半

右五味，以水五升，煮取三升，去滓，温服七合，日二服。

【主治条文】

第69条。

【方解】

曹颖甫云："用茯苓人参增胃液以濡上燥，合四逆汤以温下寒，而发其蒸气，使蒸气与胃液相接，则水火既济，而烦躁愈矣。"（《伤寒发微·太阳篇》）

79. 白通汤方

葱白四茎　干姜一两　附子一枚（生，去皮，破八片）

右三味，以水三升，煮取一升，去滓，分温再服。

【主治条文】

第314条。

【方解】

曹颖甫云："用葱白以升阳，干姜附子以温中下，但使血分渐温，寒水化气上达，则下利当止。"（《伤寒发微·少阴篇》）

80. 白通加猪胆汁汤方

葱白四茎　干姜一两　附子一枚（生，去皮，破八片）　人尿五合　猪胆汁一合

右五味，以水三升，煮取一升，去滓，内胆汁、人尿，和令相得，分温再服。若无胆，亦可用。

【主治条文】

第315条。

【方解】

曹颖甫云："浮阳冒于膈上，而见干呕心烦，热药入口，正恐格而不受，故于白通汤中，加咸寒之人尿，苦寒之猪胆汁，引之下行。迫服药竟，热药之性内发，阳气当行，脉即当出。"(《伤寒发微·少阴篇》)

【综说】

以上8方，统为温经方剂。大别之可分作两个类型：四逆汤、四逆加人参汤、通脉四逆汤、干姜附子汤、白通汤5方，纯为温经救阳之药；通脉四逆加猪胆汁汤、茯苓四逆汤、白通加猪胆汁汤3方，为救阳之中还着意固阴。

（十一）四逆散类

81. 四逆散方

甘草（炙） 枳实（破，水渍，炙干） 柴胡 芍药

右四味，各十分，捣筛，白饮和服方寸匕，日三服。咳者，加五味子、干姜各五分，并主下利；悸者，加桂枝五分；小便不利者，加茯苓五分；腹中痛者，加附子一枚炮令坼[34]；泄利下重者，先以水五升，煮薤白三升，煮取三升，去滓，以散三方寸匕，内汤中，煮取一升半，分温再服。

【主治条文】

第318条。

【方解】

曹颖甫云："观四逆散方治，惟用甘草则与四逆汤同，余则用枳实以去湿痰宿食之互阻，用柴胡以解外，用芍药以通瘀；但使内无停阻之中气，外无不达之血热，而手足自和矣。此四逆散所以为

导滞和营之正方也。惟兼咳者，加五味干姜，与治痰饮用苓甘五味姜辛同。小便不利加茯苓，与用五苓散同。惟下利而悸，则加桂枝，所以通心阳也。腹中痛加熟附子一枚，所以温里阳也。肺与大肠为表里，肺气阻塞于上，则大肠壅滞于下，而见泄利下重。……泄利下重，于四逆散中重用薤白，与胸痹用栝蒌薤白汤同意，皆所以通阳而达肺气，肺气开于上，则大肠通于下，若误认为寒湿下利而用四逆汤，误认为湿热下利而用白头翁汤，误认为宿食而用承气汤，则下重不可治矣。"（《伤寒发微·少阴篇》）

82. 当归四逆汤方

当归三两　桂枝三两（去皮）　芍药三两　细辛三两　甘草二两（炙）　通草二两　大枣二十五枚（擘，一法十二枚）

右七味，以水八升，煮取三升，去滓，温服一升，日三服。

【主治条文】

第351条。

【方解】

曹颖甫云："方用当归以补血，细辛通草以散寒行水，所以助心营而起欲绝之脉也。合桂枝汤去生姜而倍大枣，所以扶脾阳而温手足之厥及肌肉之寒也。"（《伤寒发微·厥阴篇》）

83. 当归四逆加吴茱萸生姜汤方

当归三两　芍药三两　甘草二两（炙）　通草二两　桂枝三两（去皮）　细辛三两　生姜半斤（切）　吴茱萸二升　大枣二十五枚（擘）

右九味，以水六升，清酒六升和，煮取五升，去滓，温分五服。

【主治条文】

第352条。

【方解】

曹颖甫云："若其人内有久寒，心下水气，不免渗入于胃，胃底胆汁不能相容，又必抗拒而见呕逆，故于本方（当归四逆汤）中加吴茱萸以止呕，生姜以和胃。"（《伤寒发微·厥阴篇》）

84. 芍药甘草汤方

白芍药　甘草（炙）各四两

右二味，以水三升，煮取一升五合，去滓，分温再服。

【主治条文】

第29、30条。

【方解】

柯韵伯云："脾不能为胃行其津液，以灌四旁，故足挛急，用甘草以生阳明之津，芍药以和太阴之液，其脚即伸，此亦用阴和阳法也。"（《伤寒附翼·卷下》）

【综说】

以上4方，均为通利方剂。"通利"是"通可行滞"的意思，凡阴阳互阻，气血交滞，寒热不和的时候，都可以采用这类方剂来治疗。

（十二）理中汤类

85. 理中丸方

人参　干姜　甘草（炙）　白术各三两

右四味，捣筛，蜜和为丸，如鸡子黄许大，以沸汤数合，和一丸，研碎，温服之，日三四，夜二服。腹中未热，益至三四丸，然不及汤。汤法：以四物依两数切，用水八升，煮取三升，去滓，温服一升，日三服。若脐上筑者，肾气动也，去术，加桂四两；吐多者，去术，加生姜三两；下多者，还用术；悸者，加茯苓二两；渴欲得水者，加术，足前成四两半；腹中痛者，加人参，足前成四两半；寒者，加干姜，足前成四两半；腹满者，去术，加附子一枚。服汤后如食顷，饮热粥一升许，微自温，勿发揭衣被。

【主治条文】

第159、386、396条。

【方解】

成无己云："心肺在膈上为阳，肾肝在膈下为阴，此上下脏也。脾胃应土，处在中州，在五脏曰孤脏，属三焦曰中焦，自三焦独治在中，一有不调，此丸专治，故名曰理中丸。人参味甘温，《内经》曰：脾欲缓，急食甘以缓之，缓中益脾，必以甘为主，是以人参为君。白术味甘温，《内经》曰：脾恶湿，甘胜湿，温中胜湿，必以甘为助，是以白术为臣。甘草味甘平，《内经》曰：五味所入，甘先入脾，脾不足者，以甘补之，补中助脾，必先甘剂，是以甘草为佐。干姜味辛热，喜温而恶寒者，胃也，胃寒则中焦不治，《内经》曰：寒淫所胜，平以辛热，散寒温胃，必先辛剂，是以干姜为使。脾胃居中，病则邪气上下左右，无所不至，故又有诸加减焉。若脐下筑者，肾气动也，去白术加桂，气壅而不泄，则筑然动。白术味甘补气，去白术则气易散，桂辛热，肾气动者，欲作奔豚也，必服辛味以散之，故加桂以散肾气，经曰：以辛入肾，能泄奔豚气故也。吐多者，去白术，加生姜，气上逆者，则吐多，术甘而壅，非气逆者之所宜也。《千金方》曰：呕家多服生姜，此是呕家圣药，生姜辛散，是于吐多者加之。下多者还用术，气泄而不收，则下多，术甘壅补，使正气收而不泄也。或曰：湿胜则濡泄，术专除湿，是于下多者加之。悸者加茯苓，饮聚则悸，茯苓味甘，渗泄伏水，是所宜也。渴欲得水者，加术，津液不足则渴，术甘以补津液。腹中痛者加人参，虚则痛，《本草》曰：补可去弱，即人参羊肉之属是也。寒多者加干姜，辛能散也。腹满者去白术加附子，《内经》曰：甘者令人中满，术甘壅补，于腹满家则去之。附子味辛热，寒气壅郁，腹为之满，以热胜寒，以辛散满，故加附子。《内经》曰：热者寒之，寒者热之。此之谓也。"（《伤寒明理论·诸药方论·理中丸方》）

86. 真武汤方

茯苓三两　芍药三两　白术二两　生姜三两（切）　附子一枚（炮，去皮，破八片）

右五味，以水八升，煮取三升，去滓，温服七合，日三服。若咳者，加五味子半升，细辛一两，干姜一两；若小便利者，去茯苓；若下利者，去芍药，加干姜二两；若呕者，去附子，加生姜足前为半斤。

【主治条文】

第82、316条。

【方解】

曹颖甫云："用芍药以定痛，茯苓生姜术附以散寒而行水，此固少阴病水气在里之治法也。……咳者加五味姜辛，所以蠲饮；小便利者去茯苓，不欲其利水太过；下利去芍药加干姜，欲其温脾，不欲其苦泄；呕者去附子加生姜，以水在中脘，不在下焦，故但发中脘之阳，而不欲其温肾，此又少阴病水气外泄之治法也。"（《伤寒发微·少阴篇》）

87. 附子汤方

附子二枚（炮，去皮，破八片） 茯苓三两 人参二两 白术四两 芍药三两

右五味，以水八升，煮取三升，去滓，温服一升，日三服。

【主治条文】

第 304、305 条。

【方解】

柯韵伯云："此大温大补之方，乃正治伤寒之药，为少阴固本御邪之剂也。……以人参固气生之原，令五脏六腑之有本，十二经脉之有根……用白术以培太阴之土，芍药以滋厥阴之木，茯苓以利少阴之水，水利则精自藏，土安则水有所制，木润则火有所生矣。扶阳以救寒，益阴以固本，此万全之术。……此与真武汤似同而实异，此倍术附，去姜而用参，全是温补以壮元阳，彼用姜而不用参，尚是温散以逐水气，补散之分歧，只在一味之旋转软。"（《伤寒附翼·卷下》）

88. 甘草附子汤方

甘草二两（炙） 附子二枚（炮，去皮，破） 白术二两 桂枝四两（去皮）

右四味，以水六升，煮取三升，去滓，温服一升，日三服。初服得微汗则解，能食，汗止复烦者，将服五合，恐一升多者，宜服六七合为始[35]。

【主治条文】

第 175 条。

【方解】

吴仪洛云："此方用附子除湿温经，桂枝祛风和营，术去湿实

卫，甘草辅诸药而成敛散之功也。"(《伤寒论辑义·卷三》引)

89. 桂枝附子汤方

桂枝四两（去皮） 附子三枚（炮，去皮，破） 生姜三两
（切） 大枣十二枚（擘） 甘草二两（炙）

右五味，以水六升，煮取二升，去滓，分温三服。

【主治条文】

第174条。

【方解】

曹颖甫云："独阴无阳……正气衰也，病情至此，非重用透发
肌理之桂枝，不足以疏外风，非重用善走之附子，不足以行里湿，
外加生姜甘草大枣以扶脾而畅中，使之由里达表，而风湿解矣。"
(《伤寒发微·太阳篇》)

90. 去桂加白术汤方

附子三枚（炮，去皮，破） 白术四两 生姜三两（切） 甘草二两
（炙） 大枣十二枚（擘）

右五味，以水六升，煮取二升，去滓，分温三服。初一服，其
人身如痹，半日许复服之，三服都尽，其人如冒状，勿怪，此以附
子术并走皮内，逐水气未得除，故使之耳。法当加桂四两，此本一
方二法，以大便硬，小便利，去桂也。以大便不硬，小便不利，当
加桂。附子三枚恐多也，虚弱家及产妇，宜减服之。

【主治条文】

第174条。

【方解】

程应旄云："此湿虽盛而津液自虚也。于上汤中去桂，以其能

走津液；加术，以其能生津液。"(《中寒论辨证广注·卷上》引)

91. 茯苓桂枝白术甘草汤方

茯苓四两　桂枝三两（去皮）　白术　甘草（炙）各二两

右四味，以水六升，煮取三升，去滓，分温三服。

【主治条文】

第 67 条。

【方解】

《医宗金鉴》云："此汤救麻黄之误汗，其邪尚在太阳，故主以桂枝，佐以甘草茯术，是扶阳以涤饮也。"(《订正仲景全书伤寒论注·太阳中篇》)

92. 芍药甘草附子汤方

芍药　甘草（炙）各三两　附子一枚（炮，去皮，破八片）

右三味，以水五升，煮取一升五合，去滓，分温三服。疑非仲景方。

【主治条文】

第 68 条。

【方解】

周扬俊云："汗多为阳虚，而阴则素弱，补阴当用芍药，回阳当用附子，势不得不芍附兼资。然又惧一阴一阳，两不相和也。于是以甘草和之，庶几阴阳谐而能事毕矣。"(《伤寒三注·太阳中篇》)

93. 桂枝人参汤方

桂枝四两（别切）　甘草四两（炙）　白术三两　人参三两　干姜三两

右五味，以水九升，先煮四味，取五升，内桂，更煮取三升，去滓，温服一升，日再夜一服。

【主治条文】

第 163 条。

【方解】

喻嘉言云："此方即理中加桂枝而易其名，亦治虚痞下利之圣法也。"(《尚论篇·太阳经上篇》)

曹颖甫云："炙草、白术、人参、干姜以温胃而祛寒，桂枝助脾以发汗，而外证及里痞俱解矣。所以后纳桂枝者，以里寒重于外证，恐过煎气薄，失其发汗之功用也。"(《伤寒发微·太阳篇》)

94. 甘草干姜汤方

甘草四两（炙） 干姜二两

右二味，以水三升，煮取一升五合，去滓，分温再服。

【主治条文】

第 29、30 条。

【方解】

吴遵程云："甘草干姜汤，即四逆汤去附子也，辛甘合用，专复胸中之阳气。其夹食、夹阴、面赤、足冷、发热喘咳、腹痛便滑，外内合邪，难于发散，或寒药伤胃，合用理中，不便参术者，并宜服之，真胃虚挟寒之圣剂也。"(《伤寒论辑义·卷一》引)

【综说】

以上 10 方可分作三个类型：理中丸、桂枝人参汤、甘草干姜汤 3 方，是温补脾阳的方剂；桂枝附子汤、茯苓桂枝白术甘草汤、去桂加白术汤、甘草附子汤 4 方，为扶阳去湿方剂；真武汤、附子汤、芍药甘草附子汤 3 方，为固阴补阳方剂。

（十三）杂方类

95. 桃花汤方

赤石脂一斤（一半全用，一半筛末）　干姜一两　粳米一升

右三味，以水七升，煮米令熟，去滓，温服七合，内赤石脂末方寸匕，日三服。若一服愈，余勿服。

【主治条文】

第306、307条。

【方解】

成无己云："涩可去脱，赤石脂之涩，以固肠胃，辛以散之，干姜之辛，以散里寒，粳米之甘，以补正气。"（《注解伤寒论·卷第六》）

96. 赤石脂禹余粮汤方

赤石脂一斤（碎）　太一禹余粮一斤（碎）

右二味，以水六升，煮取二升，去滓，分温三服。

【主治条文】

第159条。

【方解】

柯韵伯云："大肠之不固，仍责在胃；关门之不紧，仍责在脾，此二味皆土之精气所结，能实胃而涩肠，凡下焦虚脱者，以二物为末，参汤调服，最效。"（《伤寒恒论·卷二》引）

97. 炙甘草汤方

甘草四两（炙）　生姜三两（切）　人参二两　生地黄一斤　桂枝三两（去皮）　阿胶二两　麦门冬半升（去心）　麻仁半升　大枣三十枚（擘）

右九味，以清酒七升，水八升，先煮八味，取三升，去滓，内胶烊消尽，温服一升，日三服。一名复脉汤。

【主治条文】

第177条。

【方解】

柯韵伯云："用生地为君，麦冬为臣，炙甘草为佐，大剂以峻补真阴，开来学滋阴之一路也。反以甘草名方者，藉其载药入心，补离中之虚，以安神明耳。然大寒之剂，无以奉发陈蕃秀之机，必须人参桂枝，佐麦冬以通脉，姜枣佐甘草以和营，胶麻佐地黄以补血，甘草不使速下，清酒引之上行，且生地麦冬，得酒力而更优也。"（《伤寒附翼·卷下》）

98. 吴茱萸汤方

吴茱萸一升（洗）　人参三两　生姜六两（切）　大枣十二枚（擘）

右四味，以水七升，煮取二升，去滓，温服七合，日三服。

【主治条文】

第243、309、378条。

【方解】

曹颖甫云："方中但用温中下气之吴茱萸以降呕逆，余则如人参姜枣，皆所以增胃汁而扶脾阳，但使中气渐和，津液得通调上下四旁，而呕吐烦躁当止。"（《伤寒发微·少阴篇》）

99. 茵陈蒿汤方

茵陈蒿六两　栀子十四枚（擘）　大黄二两（去皮）

右三味，以水一斗二升，先煮茵陈，减六升，内二味，煮取三升，去滓，分三服。小便当利，尿如皂荚汁状，色正赤，一宿腹减，黄从小便去也。

【主治条文】

第 236、260 条。

【方解】

钱潢云："茵陈性虽微寒，而能治湿热黄疸，及伤寒滞热，通身发黄，小便不利，栀子苦寒，泻三焦火，除胃热时疾黄病，通小便，解消渴，心烦懊侬，郁热结气，更入血分。大黄苦寒下泄，逐邪热，通肠胃，三者皆蠲湿热，去郁滞，故为阳明发黄之首剂云。"（《伤寒溯源集·卷之六》）

100. 麻黄连轺赤小豆汤方

麻黄二两（去节）　连轺二两　杏仁四十个（去皮尖）　赤小豆一升　大枣十二枚（擘）　生梓白皮（切）一升　生姜二两（切）　甘草二两（炙）

右八味，以潦水[36]一斗，先煮麻黄再沸，去上沫，内诸药，煮取三升，去滓，分温三服，半日服尽。

【主治条文】

第 262 条。

【方解】

钱潢云："麻黄汤，麻黄桂枝杏仁甘草也，皆开鬼门而泄汗，汗泄则肌肉腠理之郁热湿邪皆去，减桂枝而不用者，恐助瘀热也。……赤小豆除湿散热，下水肿而利小便……梓白皮性苦寒，能散温热之邪。"（《伤寒溯源集·卷之六》）

101. 白头翁汤方

白头翁二两　黄柏三两　黄连三两　秦皮三两

右四味，以水七升，煮取二升，去滓，温服一升，不愈，更服一升。

【主治条文】

第 371、373 条。

【方解】

钱潢云："白头翁，《神农本经》言其能逐血止腹痛，陶弘景谓其能止毒痢，故以治厥阴热痢。黄连苦寒，能清湿热，厚肠胃。黄柏泻下焦之火，秦皮亦属苦寒，治下痢崩带，取其收涩也。"（《伤寒论辑义·卷六》引）

102. 苦酒汤方

半夏（洗，破如枣核）十四枚　鸡子一枚（去黄，内上苦酒^[37]，着鸡子壳中）

右二味，内半夏着苦酒中，以鸡子壳置刀环中，安火上，令三沸，去滓，少少含咽之，不差，更作三剂。

【主治条文】

第 312 条。

【方解】

钱潢云："半夏开上焦痰热之结邪，卵白清气治伏热，苦酒味酸，使阴中热淫之气敛降。今之优人，每遇声哑，即以生鸡子白啖之，声音即出，亦此方之遗意也。"（《伤寒论辑义·卷五》引）

103. 甘草汤方

甘草二两

右一味，以水三升，煮取一升半，去滓，温服七合，日二服。

【主治条文】

第 311 条。

【方解】

徐忠可云："甘草一味单行，最能和阴，而清冲任之热，每见生便痈者，骤煎四两，顿服立愈，则其能清少阴客热可知，所以为咽痛专方。"(《伤寒原方发明·少阴后篇》)

104. 桔梗汤方

桔梗一两　甘草二两

右二味，以水三升，煮取一升，去滓，温分再服。

【主治条文】

第311条。

【方解】

汪琥云："桔梗汤，即于甘草汤内加桔梗，以开提其邪，邪散则少阴之气自和矣。"(《伤寒论辨证广注·卷九》)

105. 猪肤汤方

猪肤[38]一斤

右一味，以水一斗，煮取五升，去滓，加白蜜一升，白粉[39]五合，熬香，和令相得，温分六服。

【主治条文】

第310条。

【方解】

曹颖甫云："猪肤以补胰液，白蜜以补脺液，加炒香之米粉以助胃中消化力，若饭灰然，引胃浊下行，但令回肠因润泽而通畅，则腐秽可一泄而尽，下气通则上气疏，咽痛胸满心烦，且一时并愈矣。"(《伤寒发微·少阴篇》)

106. 瓜蒂散方

瓜蒂一分（熬黄）　赤小豆一分

右二味，各别捣筛，为散已，合治之，取一钱匕，以香豉一合，用热汤七合，煮作稀糜，去滓，取汁和散，温顿服之。不吐者，少少加，得快吐乃止。诸亡血虚家，不可与瓜蒂散。

【主治条文】

第166、355条。

【方解】

曹颖甫云："用瓜蒂之苦泄以涌其寒痰，香豉以散寒，赤小豆以泄湿，一吐而冲逆止矣。"（《伤寒发微·太阳篇》）

107. 麻黄升麻汤方

麻黄二两半（去节）　升麻一两一分　当归一两一分　知母十八铢　黄芩十八铢　葳蕤[40]十八铢（一作菖蒲）　芍药六铢　天门冬六铢（去心）　桂枝六铢（去皮）　茯苓六铢　甘草六铢（炙）　石膏六铢（碎，绵裹）　白术六铢　干姜六铢

右十四味，以水一斗，先煮麻黄一两沸，去上沫，内诸药，煮取三升，去滓，分温三服，相去如炊三斗米顷令尽，汗出愈。

【主治条文】

第357条。

【方解】

曹颖甫云："君麻黄、升麻，以升提下陷之寒湿而外散之，所以止下利也。当归以补血，黄芩以清胆火，知母、石膏以清胃热，所以止吐脓血也。葳蕤、天冬以润肺，所以利咽喉不利也。白术、干姜、芍药、桂枝、茯苓、甘草，所以解水分之寒湿，增营分之热

度，而通利血脉也。但令水寒去而营热增，手足之厥冷自解矣。"
（《伤寒发微·厥阴篇》）

108. 半夏散及汤方

半夏（洗） 桂枝（去皮） 甘草（炙）

右三味，等分，各别捣筛已，合治之，白饮和服方寸匕，日三服。若不能散服者，以水一升，煎七沸，内散两方寸匕，更煮三沸，下火令小冷，少少咽之。半夏有毒，不当散服。

【主治条文】

第 313 条。

【方解】

钱潢云："咽中痛，则阳邪较重，故以半夏之辛滑以利咽喉，而开其黏饮；仍用桂枝以解卫分之风邪，又以甘草和之。"（《伤寒溯源集·卷之九》）

109. 乌梅丸方

乌梅三百枚 细辛六两 干姜十两 黄连十六两 当归四两 附子六两（炮，去皮） 蜀椒四两（出汗[41]） 桂枝六两（去皮） 人参六两 黄柏六两

右十味，异捣筛，合治之，以苦酒渍乌梅一宿，去核，蒸之五斗米下，饭熟捣成泥，和药令相得，内臼中，与蜜杵二千下，丸如梧桐子大，先食饮服十丸，日三服，稍加至二十丸，禁生冷滑物臭食等。

【主治条文】

第 338 条。

【方解】

柯韵伯云："君乌梅之大酸，是伏其所主也，佐黄连泻心而除痞，黄柏滋肾以除渴，先其所因也。肾者，肝之母，椒附以温肾，则火有归而肝得所养，是固其本也。肝欲散，细辛干姜以散之，肝藏血，桂枝当归引血归经也。寒热并用，五味兼收，则气味不和，故佐以人参，调其中气。以苦酒浸乌梅，同气相求，蒸之米下，资其谷气，加蜜为丸，少与而渐加之，缓以治其本也，仲景此方，本为厥阴诸证之法。"（《伤寒附翼》）

110. 牡蛎泽泻散方

牡蛎（熬） 泽泻 蜀漆（暖水洗去腥） 葶苈子（熬） 商陆根（熬） 海藻（洗去咸） 栝蒌根各等分

右七味，异捣，下筛为散，更于臼中治之，白饮和服方寸匕，日三服。小便利，止后服。

【主治条文】

第395条。

【方解】

钱潢云："牡蛎咸而走肾，同渗利则下走水道。泽泻利水入肾，泻膀胱之火，为渗湿热之要药。栝蒌根解烦渴而行津液，导肿气。蜀漆能破其澼，为驱痰逐水必用之药。苦葶苈泄气导肿，去十肿水气。商陆苦寒，专于行水治肿满，小便不利。海藻咸能润下，使邪气从小便出也。"（《伤寒论辑义·卷七》引）

111. 蜜煎方

食蜜七合

右一味，于铜器内，微火煎，当须凝如饴状，搅之勿令焦著，欲可丸，并手捻作挺，令头锐，大如指，长二寸许，当热时急作，冷则硬，以内谷道中，以手急抱，欲大便时乃去之。疑非仲景意。已试甚良。又大猪胆一枚泻汁，和少许法醋，以灌谷道内，如一食顷，当大便出宿食恶物，甚效。

【主治条文】

第 233 条。

【方解】

王肯堂云："凡多汗伤津，或屡汗不解，或尺中脉迟弱，元气素虚人，便欲下而不能出者，并宜导法。但须分津液枯者，用蜜导，邪热甚者用胆导，湿热痰饮固结，姜汁麻油浸栝蒌根导。"（《伤寒论辑义·卷四》引）

112. 烧裈散方

妇人中裈 [42]（近隐处，取烧作灰）

右一味，水服方寸匕，日三服。小便即利，阴头微肿，此为愈矣。妇人病取男子裈烧服。

【主治条文】

第 392 条。

【方解】

曹颖甫云："以浊引浊，使病从何处受，即从何处出，夫磁石引针，珀引灯芯，同气相感也。"（《伤寒发微·阴阳易差后劳复篇》）王好古云："若脉在厥阴，当归四逆汤送下烧裈散；若脉在少阴，通脉四逆汤送下烧裈散；若脉在太阴，四顺理中丸送下烧裈散。"（《阴证略例·论阴阳易分寒热》）

【综说】

以上 18 方可分作八个类型：赤石脂禹余粮汤、桃花汤两方为收涩剂；炙甘草汤、吴茱萸汤两方为温补剂；茵陈蒿汤、麻黄连轺赤小豆汤、甘草汤、桔梗汤、白头翁汤、苦酒汤六方为清热剂；半夏散及汤、乌梅丸、烧裈散三方为和剂；牡蛎泽泻散、蜜煎导两方为泻下剂；瓜蒂散为吐剂；猪肤汤为润剂；麻黄升麻汤为通利剂。

提 纲

（1）桂枝汤类 19 方，六个不同类型，变化虽异常复杂，总的来说是偏于表证和阳虚的两种情况，应从中反复体会，比较其异同点。

（2）麻黄汤类 6 方，其关键在"解表"。

（3）葛根汤类 3 方，都是以"清解而不伤津"立法。

（4）柴胡汤类 6 方，都是和表达里的方剂，但应辨别其中表里轻重的不同情况。

（5）栀子汤类 7 方，都是清中上焦邪热的方剂。

（6）承气汤类 12 方，均为泻下剂，但有泻便、泻水的区分。

（7）泻心汤类 12 方，为"调和寒热"的和解剂，与柴胡汤类的"和解表里"不同。

（8）白虎汤类 3 方，都为养阴清热的方剂；葛根汤类是解表而不伤津，白虎汤类是清里而不伤津，清解表里邪气各殊，而存津液则一。

（9）五苓散类 4 方，均为不同性质的利尿剂。

（10）四逆汤类 8 方，配伍的重点在"温经"。

（11）四逆散类 4 方，均为通利剂，以通利邪气的郁结，与四逆汤类的性质悬殊。

（12）理中汤类 10 方，主要是温补方剂。

（13）杂方类 18 方，可分涩、补、清、和、泻、吐、润、利八个类型。

复习题

（1）"桂枝汤类"方剂与"麻黄汤类"方剂组合的基本不同点是什么？

（2）"四逆汤类"方剂与"四逆散类"方剂，命名相同而实质迥殊，试说明其中的道理。

（3）"栀子汤类"是清热剂，"白虎汤类"也是清热剂，它们作用相同吗？

（4）试述"理中汤类"方剂与"四逆汤类"方剂的主要区分。

（5）"和剂"的意义是什么？

注 解

[1]"两"，汉时的"一两"，今一般均作"一钱"计算。

[2]"炙"加热炮制为"炙"。

[3]"擘"音"瓣"，分裂也。

[4]"右"，原书是立行，所以称之，以后各方均同。

[5]"㕮咀"读如"府举"，即碎药成粗末的意思，现在称"咀片"就是这样的来历。

[6]"升"，水一升，即相当于现在一小饭碗的水容量，药升例外。

[7]"适寒温"，即"不冷不热"的意思。

[8]"歠"同"啜"，饮也。

[9]"漐漐"音"至至"，小雨不辍貌；"似"同"嗣"，即"持

续"的意思。

[10]"促"，缩短也；"小促其间"，即是说把吃药的时间稍稍缩短一点。

[11]"周时"，即是一个对朝。

[12]"沫"音"末"，即凝于水面的泡沫。

[13]"内"与"纳"字同音同义，以后各方均同。

[14]"亿"，即林亿，宋代人；《伤寒》《金匮》等书，都是林亿和高保衡等人编校印行的；"臣"，是他们对宋代皇帝的自称；"谨案"，这是他们在校书时所加的按语，多为提出的不同意见。

[15]"药徵"是书名，日本人吉益东洞著，是讲《伤寒》《金匮》两书所用药物之药性的专著。

[16]"铢"，"二十四铢"为汉代"一两"的重量，它的实际重量约为现在的"八厘"，一般又将其对折，约有"四厘"左右。

[17]"沸"音"费"；流质受热至发出气泡时便叫作"沸"。

[18]"顿服"，即是"一次服完"的意思。

[19]"甘烂水"，《玉函经》作"甘澜水"，成无己云："扬之无力，取不助肾气也"。(《注解伤寒论·卷第三》)

[20]"熬"，是指现在的"炒"。

[21]《千金翼方》中"柸"作"杯"；汪琥云："黄耳杯，想系置水器也。"(《伤寒论辨证广注·卷四》)

[22]"鸡子"即"鸡蛋"。

[23]"温粉"，相当于现代用的"爽身粉"，可以吸收汗液。

[24]"铅"同"铅"，"铅丹"即"黄丹"。

[25]"得吐者"，张锡驹云："本草并不言栀子能吐，奚仲景用

为吐药，此皆不能思维经旨，以讹传讹者也。……此因瓜蒂散内用香豉二合，而误传之也"。(《伤寒论直解·卷二》)

[26]"浆水"，《伤寒类方》云："浆水，即淘米之泔水，久贮味酸为佳。"(卷二)

[27]"晬时"，陶弘景云："晬时者，周时也，从今旦至明旦。"(《本草纲目·序例》引)

[28]"平旦"，即清早。

[29]"弹丸"，《本草纲目·序例》云："如弹丸及鸡子黄者，以四十梧子准之。"

[30]"粟"，体触寒所生颗粒也，俗名"鸡皮肤"。

[31]"麻沸汤"，即是白开水；汪琥云："麻沸汤者，熟汤也，汤将熟时，其面沸泡如麻，以故云麻沸。"(《伤寒论辨证广注·卷五》)

[32]"白饮"即"白米饮"，即煮饭的米汤，见《医垒元戎》。

[33]"匕"，是古人的食具之一，曲柄浅斗，状如羹匙，有"饮匕""牲匕""蔬匕""挑匕"四种，形制相同，只是大小长短因所用而异，量药一般用的是"挑匕"。《名医别录》云："方寸匕者，作匕正方一寸，抄散取不落为度。"(《本草纲目·序例》引)

[34]"坼"音"彻"，分裂也。

[35]"始"，成无己本、《金匮》都作"妙"。

[36]"潦水"即雨水，即从空旷处承贮的雨水，非溜自屋檐者。

[37]"上苦酒"，"上"是"好"的意思，"苦酒"即米醋。

[38]"猪肤"即猪肉皮。

[39]"白粉"即白米粉。

[40]"萎蕤"即玉竹。

[41]"出汗"，此处是"炒去油"的意思。

[42]"裈"即裤裆。

八、药物分析

《伤寒论》112 方中，共用药 93 味，其中菖蒲和羊胆是代用药，若不计算在内，该有 91 味。其中滑石、瓜蒂、蜀椒、饴、鸡子黄、鸡子（白）、大戟、莞花、芫花、商陆、海藻、竹叶、茵陈、梓白皮、猪肤、天冬、蒌蕤、生地黄、禹余粮、乌梅、连轺、白头翁、秦皮、贝母、旋覆花、代赭石、薤白、人尿、铅丹、巴豆、升麻、文蛤、裈裆灰、甘烂水、潦水、白粉等 36 味，仅用过一次；猪苓、通草、蜀漆、吴茱萸、蝱虫、水蛭、赤小豆、麦门冬、赤石脂、苦酒、栝蒌实、麻子仁、葶苈、猪胆汁、酒等 15 味，仅用过两次；泽泻、龙骨、阿胶、桃仁、甘遂、知母、黄柏、五味子、桔梗、葱白等 10 味，仅用过三次。除了这些因所用次数太少不便分析外，兹就方里应用在 4 次以上的药物分别做如下的分析。

（一）甘草

在《伤寒论》诸方中用处最多的药物，首推甘草。包括加减法在内，它被用到 70 次之多，占全书方剂的三分之二弱。其分布情况略如表 3。

表3　含有甘草的方剂

方　名	分量	主要药	方　名	分量	主要药
桂枝汤	二两		桂枝加桂汤	二两	
桂枝加葛根汤	二两		桂枝甘草龙骨牡蛎汤	二两	
桂枝加附子汤	三两		桂枝加芍药汤	二两	
桂枝去芍药汤	二两		桂枝加大黄汤	二两	
桂枝去芍药加附子汤	二两		麻黄汤	一两	
桂枝麻黄各半汤	一两		麻黄杏仁甘草石膏汤	二两	
桂枝二麻黄一汤	一两二铢		大青龙汤	二两	
桂枝二越婢一汤	十八铢		小青龙汤	三两	
桂枝去桂加茯苓白术汤	二两		麻黄附子甘草汤	二两	
桂枝加厚朴杏子汤	二两		葛根汤	二两	
桂枝加芍药生姜人参新加汤	二两		葛根加半夏汤	二两	
桂枝甘草汤	二两	*	葛根黄芩黄连汤	二两	
茯苓桂枝甘草大枣汤	二两		小柴胡汤	三两	
小建中汤	二两		柴胡加芒硝汤	一两	
桂枝去芍药加蜀漆牡蛎龙骨救逆汤	二两		柴胡桂枝汤	一两	
柴胡桂枝干姜汤	二两		通脉四逆加猪胆汁汤	二两	
栀子甘草豉汤	二两		茯苓四逆汤	二两	

续表

方　名	分量	主要药	方　名	分量	主要药
栀子柏皮汤	一两		四逆散	十分	
调胃承气汤	二两		当归四逆加吴茱萸生姜汤	二两	
桃核承气汤	二两		芍药甘草汤	四两	*
半夏泻心汤	三两		理中丸	三两	
生姜泻心汤	三两		甘草附子汤	二两	
甘草泻心汤	四两	*	桂枝附子汤	二两	
黄芩汤	二两		去桂加白术汤	二两	
黄芩加半夏生姜汤	二两		茯苓桂枝白术甘草汤	二两	
黄连汤	三两		芍药甘草附子汤	三两	
旋覆代赭汤	三两		桂枝人参汤	四两	
厚朴生姜半夏甘草人参汤	二两		甘草干姜汤	四两	*
白虎汤	二两		炙甘草汤	四两	*
白虎加人参汤	二两		麻黄连翘赤小豆汤	二两	
竹叶石膏汤	二两		甘草汤	二两	*
茯苓甘草汤	二两		桔梗汤	二两	
四逆汤	二两		麻黄升麻汤	六铢	
四逆加人参汤	二两		半夏散及汤	等分	
通脉四逆汤	二两		当归四逆汤	二两	

从表中可以看出，在 70 个方剂中，甘草占主要地位者有 6 方。

1. 芍药甘草汤

白芍药、甘草（炙）各四两。

第 29 条云：脚挛急，作芍药甘草汤与之，其脚即伸。

2. 甘草干姜汤

甘草四两（炙），干姜二两。

第 29 条云：厥，咽中干，烦躁吐逆者，作甘草干姜汤与之。

3. 桂枝甘草汤

桂枝四两，甘草二两（炙）。

第 64 条云：发汗过多，其人叉手自冒心，心下悸，欲得按者。

4. 炙甘草汤

甘草四两（炙），生姜三两（切），人参二两，生地黄一斤，桂枝三两（去皮），阿胶二两，麦门冬半斤（去心），麻仁半升，大枣三十枚（擘），清酒七升。

第 177 条云：脉结代，心动悸。

5. 甘草汤

甘草二两。

第 311 条云：少阴病，二三日咽痛者。

6. 甘草泻心汤

甘草四两（炙），黄芩三两，半夏三升（洗），大枣十二枚（擘），黄连一两。

第 158 条云：下利，日数十行，谷不化，腹中雷鸣，心下痞硬而满，干呕，心烦不得安，胃中虚，客气上逆。

【综说】

甘草干姜汤、桂枝甘草汤，都在扶阳；芍药甘草汤、甘草汤都在救阴；炙甘草汤阴阳两续；甘草泻心汤养脾胃以泻邪热。是甘草为可阴可阳之药，随其配伍不同而奏功。

李东垣说："甘草气薄味厚，可升可降，阴中阳也。阳不足者，补之以甘，甘温能除大热，故生用则气平，补脾胃不足而大泻心火；炙之则气温，补三焦元气而散表寒，除邪热，去咽痛，缓正气，养阴血。"（《本草纲目·草部第十二卷》引）

于此知道，《伤寒论》用甘草为什么多"炙用"，治少阴咽痛为什么又要"生用"的道理了。要之，"甘缓"作用是甘草的长处所在，《内经》说，病者"苦急，急食甘以缓之"，凡阴阳有余、不足者都能使人"苦急"，是以甘草之用日以广。

关于甘草，孙思邈说"解百药毒"（《千金翼方·卷之二》），甄权说"治七十二种金石毒"（《药徵》引），这些说法都没有掌握住应用甘草的真义。

（二）桂枝

桂枝在《伤寒论》诸方中应用亦较广，仅次于甘草，用到桂枝的计有 43 个方剂。列如表 4。

表 4　含有桂枝的方剂

方　名	分量	主要药	方　名	分量	主要药
桂枝汤	三两	*	小建中汤	三两	
桂枝加葛根汤	二两		桂枝去芍药加蜀漆牡蛎龙骨救逆汤	三两	
桂枝加附子汤	三两		桂枝加桂汤	五两	*
桂枝去芍药汤	三两		桂枝甘草龙骨牡蛎汤	一两	

续表

方　名	分量	主要药	方　名	分量	主要药
桂枝去芍药加附子汤	三两		桂枝加芍药汤	三两	
桂枝麻黄各半汤	一两十六铢		桂枝加大黄汤	三两	
桂枝二麻黄一汤	一两十七铢		麻黄汤	二两	
桂枝二越婢一汤	十八铢		大青龙汤	二两	
桂枝加厚朴杏子汤	三两		小青龙汤	三两	
桂枝加芍药生姜各一两人参三两新加汤	三两		葛根汤	二两	
桂枝甘草汤	四两	*	葛根加半夏汤	二两	
茯苓桂枝甘草大枣汤	四两		柴胡加龙骨牡蛎汤	一两半	
柴胡桂枝汤	一两半		茯苓桂枝白术甘草汤	三两	
柴胡桂枝干姜汤	三两		桂枝人参汤	四两	
桃核承气汤	二两		炙甘草汤	三两	
黄连汤	三两		麻黄升麻汤	六铢	
五苓散	半两		半夏散及汤	等分	
茯苓甘草汤	二两		乌梅丸	六两	
当归四逆汤	三两		四逆散（加减法）	五分	
当归四逆加吴茱萸生姜汤	三两		理中丸（加减法）	四两	
甘草附子汤	四两		去桂加白术汤（加减法）	四两	
桂枝附子汤	四两				

从表中可以看出，在43个方中，桂枝占主要地位者有3方。

1. 桂枝汤

桂枝三两（去皮），芍药三两，甘草二两（炙），生姜三两（切），大枣十二枚（擘）。

第12条云：太阳中风，阳浮而阴弱，阳浮者，热自发，阴弱者，汗自出，啬啬恶寒，淅淅恶风，翕翕发热，鼻鸣干呕者，桂枝汤主之。

2. 桂枝甘草汤

见前（一）甘草。

3. 桂枝加桂汤

桂枝五两（去皮），芍药三两，生姜三两（切），甘草二两（炙），大枣十二枚（擘）。

第117条云：烧针令其汗，针处被寒，核起而赤者，必发奔豚，气从少腹上冲心者，灸其核上各一壮，与桂枝加桂汤，更加桂二两也。

【综说】

《本经疏证》中说："其用之之道有六：曰和营、曰通阳、曰利水、曰下气、曰行瘀、曰补中。其功之最大、施之最广无如桂枝汤，则和营其首功也。"（《本经疏证·卷四》）

的确，桂枝的主要作用在"和营"，营气不和百脉均病，无论病之在表、在里，凡涉及营气不和的，总要用桂枝。如桂枝汤证（太阳中风），是营弱卫强的病变，所以要用桂枝来调和营气，疏散菀阳，通达表邪；桂枝甘草汤证，是心阳不足，过汗伤营的证候，所以仍少不了桂枝的和营通阳作用。

桂枝的另一主要作用为"降冲逆"，也就是《本经疏证》所说的"下气"。如桂枝加桂汤，主治奔豚气从少腹上冲心，如第15条"太阳病，下之后，其气上冲者，可与桂枝汤，方用前法"的治"气上冲"，甚至五苓散主治的水逆证，亦得用桂枝来平冲逆。

桂枝为什么有降冲逆的作用呢？张隐庵解释说："桂启水中之生阳，上交于肺，则上气平而咳逆除矣。"（《本草崇原·卷上》）可见，桂枝降冲逆作用，仍与它和营通阳的作用分不开，难怪桂枝被称作五苓散中的舵手。

（三）大枣

大枣的应用，在《伤寒论》中占据了40个方剂，如表5所列。

表5　含有大枣的方剂

方　名	分量	主要药	方　名	分量	主要药
桂枝汤	十二枚		小柴胡汤	十二枚	
桂枝加葛根汤	十二枚		大柴胡汤	十二枚	
桂枝加附子汤	十二枚		柴胡加芒硝汤	四枚	
桂枝去芍药汤	十二枚		柴胡加龙骨牡蛎汤	六枚	
桂枝去芍药加附子汤	十二枚		柴胡桂枝汤	六枚	
桂枝麻黄各半汤	四枚		十枣汤	十枚	*
桂枝二麻黄一汤	五枚		生姜泻心汤	十二枚	
桂枝二越婢一汤	四枚		甘草泻心汤	十二枚	
桂枝去桂加茯苓白术汤	十二枚		黄芩汤	十二枚	
桂枝加厚朴杏子汤	十二枚		黄芩加半夏生姜汤	十二枚	

方　名	分量	主要药	方　名	分量	主要药
桂枝加芍药生姜各一两人参三两新加汤	十二枚		黄连汤	十二枚	
茯苓桂枝甘草大枣汤	十五枚	*	旋覆代赭汤	十二枚	
小建中汤	十二枚		当归四逆汤	廿五枚	
桂枝去芍药加蜀漆牡蛎龙骨救逆汤	十二枚		当归四逆加吴茱萸生姜汤	廿五枚	
桂枝加桂汤	十二枚		桂枝附子汤	十二枚	
桂枝加芍药汤	十二枚		去桂加白术汤	十二枚	
桂枝加大黄汤	十二枚		炙甘草汤	三十枚	*
大青龙汤	十枚		吴茱萸汤	十二枚	*
葛根汤	十二枚		麻黄连轺赤小豆汤	十二枚	
葛根加半夏汤	十二枚		半夏泻心汤	十二枚	

从表中可以看出，在这 40 个方剂中，大枣的主要作用反映在下列 4 个方剂中。

1. 十枣汤

芫花（熬）、甘遂、大戟各等分，肥大枣十枚。

第 152 条云：其人埶埶汗出，发作有时，头痛，心下痞硬满，引胁下痛，干呕短气，汗出不恶寒者。

2. 炙甘草汤

见前（一）甘草。

3. 茯苓桂枝甘草大枣汤

茯苓半斤，桂枝四两，甘草二两（炙），大枣十五枚（擘）。

第 65 条云：发汗后，其人脐下悸者，欲作奔豚。

4. 吴茱萸汤

吴茱萸一升（洗），人参三两，生姜六两（切），大枣十二枚（擘）。

第 309 条云：吐利，手足逆冷，烦躁欲死者；第 378 条云：干呕吐涎沫，头痛者。

【综说】

十枣汤为攻水峻剂，故选大枣为君药，意在培土以制水；炙甘草汤阴阳两续，也需大枣安养中气；茯苓桂枝甘草大枣汤，利水、制冲逆有余，独扶脾阳不足，不能不重用大枣；吴茱萸汤，降逆、除寒有余，安中不足，仍不能不借重大枣。

据此而知，大枣的主要作用则在"安养脾阳"。李士材说："大枣甘平，脾之果也……仲景治奔豚用大枣者，滋脾土以平肾气也；治水饮胁痛有十枣汤，益脾土而胜妄水也。"（《本草通玄·卷下》）的是确论。

（四）生姜

生姜在《伤寒论》的诸方中，有39个方剂用到，分布情况如表6。

表6　含有生姜的方剂

方　名	分量	主要药	方　名	分量	主要药
桂枝汤	三两		大柴胡汤	五两	
桂枝加葛根汤	三两		柴胡加芒硝汤	一两	
桂枝加附子汤	三两		柴胡加龙骨牡蛎汤	一两半	
桂枝去芍药汤	三两		柴胡桂枝汤	一两半	
桂枝去芍药加附子汤	三两		栀子生姜豉汤	五两	

方　名	分量	主要药	方　名	分量	主要药
桂枝麻黄各半汤	一两		生姜泻心汤	四两	*
桂枝二麻黄一汤	一两六铢		黄芩加半夏生姜汤	一两半	
桂枝二越婢一汤	一两二铢		旋覆代赭汤	五两	*
桂枝去桂加茯苓白术汤	三两		厚朴生姜半夏甘草人参汤	半斤	*
桂枝加厚朴杏子汤	三两		茯苓甘草汤	三两	
桂枝加芍药生姜各一两人参三两新加汤	四两		当归四逆加吴茱萸生姜汤	半斤	
小建中汤	三两		真武汤	三两	
桂枝去芍药加蜀漆牡蛎龙骨救逆汤	三两		桂枝附子汤	三两	
桂枝加桂汤	三两		去桂加白术汤	三两	
桂枝加芍药汤	三两		炙甘草汤	三两	
桂枝加大黄汤	三两		吴茱萸汤	六两	*
大青龙汤	三两		麻黄连轺赤小豆汤	二两	
葛根汤	三两		理中丸（加减法）	三两	
葛根加半夏汤	二两		通脉四逆汤（加减法）	二两	
小柴胡汤	三两				

　　从表中可以看出，39 个方剂中，生姜在其中起到主要作用的有 4 个方剂。

1. 厚朴生姜半夏甘草人参汤

厚朴半斤（炙，去皮），生姜半斤（切），半夏半升（洗），甘草二两，人参一两。

第66条云：发汗后，腹胀满者。

2. 生姜泻心汤

生姜四两（切），甘草三两（炙），人参三两，干姜一两，黄芩三两，半夏半升（洗），黄连一两，大枣十二枚（擘）。

第157条云：胃中不和，心下痞硬，干噫食臭，胁下有水气，腹中雷鸣下利。

3. 旋覆代赭汤

旋覆花三两，人参二两，生姜五两，代赭一两，甘草三两（炙），半夏半升（洗），大枣十二枚（擘）。

第61条云：心下痞硬，噫气不除。

4. 吴茱萸汤

见前（三）大枣。

【综说】

黄宫绣说："生姜气味辛窜，走而不守，据书所载，主治甚多，然总发表除寒，开郁散气，辟恶除邪数端而已。"（《本草求真·卷三》）

"辛窜"两字，把生姜的主要作用描述殆尽了。"辛"则能散，"窜"则能消，凡因气寒而滞积的，最是生姜擅长。惟其如此，所以厚朴生姜半夏甘草人参汤证的胃气胀满要重用生姜；生姜泻心汤证的水气痞硬，要重用生姜；旋覆代赭汤证的伏饮痞噫，要重用生姜；吴茱萸汤证的寒湿停滞而致呕逆，要重用生姜。上述这些功效，无一不是在发挥生姜辛窜所发生的散寒行气的作用。

（五）芍药

芍药在《伤寒论》诸方中，计在33个方剂里面都用到，表列如表7。

表7　含有芍药的方剂

方　名	分量	主要药	方　名	分量	主要药
桂枝汤	三两		桂枝加芍药汤	六两	*
桂枝加葛根汤	二两		桂枝加大黄汤	六两	
桂枝加附子汤	三两		小青龙汤	三两	
桂枝麻黄各半汤	一两		葛根汤	二两	
桂枝二麻黄一汤	一两六铢		葛根加半夏汤	二两	
桂枝二越婢一汤	十八铢		小柴胡汤（加减法）	三两	
桂枝去桂加茯苓白术汤	三两		大柴胡汤	三两	
桂枝加厚朴杏子汤	三两		柴胡桂枝汤	一两半	
桂枝加芍药生姜各一两人参三两新加汤	四两		黄芩汤	三两	
小建中汤	六两		白散方（加减法）	三两	
桂枝加桂汤	三两		黄芩加半夏生姜汤	二两	
黄连阿胶汤	二两		真武汤	三两	
四逆散	十分	*	附子汤	三两	
当归四逆汤	三两		芍药甘草附子汤	三两	
当归四逆加吴茱萸生姜汤	二两		麻黄升麻汤	六铢	

续表

方　名	分量	主要药	方　名	分量	主要药
芍药甘草汤	四两	*	通脉四逆汤（加减法）	二两	
麻子仁丸	半斤				

从表中可以看出，33个方剂中，芍药在其中起到主要作用的有3个方剂。

1. 芍药甘草汤

见前（一）甘草。

2. 桂枝加芍药汤

桂枝三两（去皮），芍药六两，甘草二两（炙），大枣十二枚（擘），生姜三两（切）。

第279条云：腹满时痛者，属太阴也。

3. 四逆散

甘草（炙）、枳实（破，水渍，炙干）、柴胡、芍药各十分。

第318条云：四逆，或咳或悸，或小便不利，或腹中痛，或泄利下重。

【综说】

关于芍药的作用：《神农本草经·中卷》载："除血痹，破坚积，寒热疝瘕，止痛，利小便。"《名医别录·卷第二》载："通顺血脉，缓中，散恶血，逐贼血，去水气，利膀胱大小肠，消痈肿。"

在《伤寒论》中，治拘挛、腹满时痛、下重等，无不用芍药，这与《本经》《别录》对芍药的使用基本是一致的。

历代注《本草》的，唯张隐庵真正懂得芍药的作用。他说："风木之邪，伤其中土，致脾络不能从经脉而外行，则腹痛，芍药疏通经脉，则邪气在腹而痛者，可治也。心主血，肝藏血，芍药禀木气而治肝，禀火气而治心，故除血痹；除血痹，则坚积亦破矣。血痹为病，则身发寒热；坚积为病，则或疝或瘕。芍药能调血中之气，故皆治之。止痛者，止疝瘕之痛也，肝主疏泄，故利小便；益气者，益血中之气也，益气则血亦行矣。芍药气味苦平，后人妄改圣经，而曰微酸，元明诸家，相沿为酸寒收敛之品，凡里虚下利者，多用之以收敛。夫性功可以强辩，气味不可讹传，试将芍药咀嚼，酸味何在？"（《本草崇原·卷中》）陈修园亦同意张氏的说法，均有灼见。

（六）干姜

干姜在《伤寒论》中占 24 方，略如表 8。

表 8 含有干姜的方剂

方　名	分量	主要药	方　名	分量	主要药
小青龙汤	三两		柴胡桂枝干姜汤	二两	
小柴胡汤（加减法）	二两		栀子干姜汤	二两	
半夏泻心汤	三两		茯苓四逆汤	一两半	
生姜泻心汤	一两		白通汤	一两	
甘草泻心汤	三两		白通加猪胆汁汤	一两	
黄连汤	三两		理中丸	三两	
干姜黄芩黄连人参汤	三两	*	桂枝人参汤	三两	
四逆汤	一两半		甘草干姜汤	二两	*
四逆加人参汤	一两半		桃花汤	一两	

续表

方　名	分量	主要药	方　名	分量	主要药
通脉四逆汤	三两	*	乌梅丸	十两	
通脉四逆加猪胆汁汤	三两		麻黄升麻汤	六铢	
干姜附子汤	一两	*	真武汤（加减法）	二两	

从表中可以看出，24 个方剂中，干姜在其中起到主要作用的有 4 个方剂。

1. 干姜黄芩黄连人参汤

干姜、黄芩、黄连、人参各三两。

第 359 条云：寒格更逆吐下，若食入口即吐。

2. 甘草干姜汤

见前（一）甘草。

3. 干姜附子汤

干姜一两，附子一枚（生用）。

第 61 条云：昼日烦躁不得眠，夜而安静，脉沉微，身无大热。

4. 通脉四逆汤

甘草二两（炙），附子一枚（大者，生用），干姜三两（强人可四两）。

第 317 条云：下利清谷，手足厥逆，脉微欲绝。

【综说】

王好古说："干姜，心脾二经气分药也。"（《本草纲目·菜部第二十六卷》引）真是一言中的，唯其是气分药，所以甄权说它有"通四肢关节，开五脏六腑，宣诸络脉"的作用（《本草纲目》引）。甘草干姜汤、干姜附子汤、通脉四逆汤等，都是这一作用的显效者，所以都能达到"复脉回厥"的功用。干姜黄芩黄连人参汤证，虽夹有胆火为祟，然亦为中寒证之一，方中仍依靠干姜为恢复脾阳的主力。

张元素说："干姜其用有四：通心气助阳一也，去脏腑沉寒二也，发散诸经之寒气三也，治感寒腹疼四也。"(《医学启源·卷之下》) 其实，干姜的这四个作用，都是因为能大扶心脾二经的阳气而发生的。

（七）附子

附子在《伤寒论》中有 23 个方剂用到，列如表9。

表 9　含有附子的方剂

方　名	分量	主要药	方　名	分量	主要药
桂枝加附子汤	一枚	*	白通加猪胆汁汤	一枚	
桂枝去芍药加附子汤	一枚		四逆散（加减法）	一枚	
麻黄细辛附子汤	一枚		理中丸（加减法）	一枚	
麻黄附子甘草汤	一枚		真武汤	一枚	
附子泻心汤	一两		附子汤	二枚	*
四逆汤	一枚	*	甘草附子汤	二枚	*
四逆加人参汤	一枚		桂枝附子汤	三枚	*
通脉四逆汤	一枚		去桂加白术汤	三枚	
通脉四逆加猪胆汁汤	一枚		芍药甘草附子汤	一枚	*
干姜附子汤	一枚		乌梅丸	六两	
茯苓四逆汤	一枚		小青龙汤（加减）	一枚	
白通汤	一枚				

从表中可以看出，23 个方剂中，附子在其中起到主要作用的有 6 个方剂。

1. 桂枝加附子汤

桂枝三两（去皮），芍药三两，甘草三两（炙），生姜三两（切），大枣十二枚（擘），附子一枚（炮，去皮）。

第 20 条云：发汗，遂漏不止，其人恶风，小便难，四肢微急，难以屈伸者。

2. 四逆汤

甘草二两（炙），干姜一两半，附子一枚（生用去皮）。

第 353 条云：下利厥逆而恶寒者；第 354 条云：大汗若大下利，而厥冷者；第 388 条云：吐利汗出，发热恶寒，四肢拘急，手足厥冷者；第 389 条云：下利清谷，内寒外热，脉微欲绝者。

3. 芍药甘草附子汤

芍药、甘草（炙）各三两，附子一枚（炮，去皮）。

第 68 条云：发汗病不解，反恶寒者，虚故也。

4. 桂枝附子汤

桂枝四两（去皮），附子三枚（炮，去皮），生姜三两（切），大枣十二枚（擘），甘草二两（炙）。

第 174 条云：风湿相搏，身体疼烦，不能自转侧，脉浮虚而涩。

5. 甘草附子汤

甘草二两（炙），附子二枚（炮，去皮），白术二两，桂枝四两（去皮）。

第 175 条云：风湿相搏，骨节疼烦掣痛不得屈伸，近之则痛剧，汗出短气，小便不利，恶风不欲去衣，或身微肿。

6. 附子汤

附子二枚（炮，去皮），茯苓三两，人参二两，白术四两，芍药三两。

第 304 条云：少阴病，得之一二日，口中和，其背恶寒。

【综说】

上列以附子为主的 6 个方剂，其主治证无一不有"恶风寒"的症状。桂枝附子汤证虽没有明言，但该方即桂枝去芍药加附子汤再加桂枝一两、附子二枚而成，桂枝去芍药加附子汤的主证即是"微恶寒"，这便证明桂枝附子汤证必有"恶寒"。

为什么恶寒呢？这是阳衰阴盛的结果。附子退阴回阳是其专长。虞抟说："附子禀雄壮之质，有斩关夺将之气，能引补气药行十二经，以追复散失之元阳；引补血药入血分，以滋养不足之真阴；引发散药开腠理，以驱逐在表之风寒；引温暖药达下焦，以祛除在里之冷湿。"（《本草纲目·草部第十七卷》引）总的一句话仍然是"退阴回阳"的作用。凡属阳衰的阴证，非用附子不可，凡属阳衰所引起的各种证候，用之都有效。

但用附子要注意一点，即王好古说的"非身凉而四肢厥者，不可僭用，服附子以补火，必防涸水"（《本草求真·卷一》引），这也是经验之谈，可供参考。

（八）人参

人参在《伤寒论》中有 22 个方剂用到，列如表 10。

表 10　含有人参的方剂

方　名	分量	主要药	方　名	分量	主要药
桂枝加芍药生姜各一两人参三两新加汤	三两	*	竹叶石膏汤	二两	
小柴胡汤	三两		四逆加人参汤	一两	*

续表

方　名	分量	主要药	方　名	分量	主要药
柴胡加芒硝汤	一两		茯苓四逆汤	一两	
柴胡加龙骨牡蛎汤	一两半		理中丸	三两	*
柴胡桂枝汤	一两半		附子汤	二两	
生姜泻心汤	三两		桂枝人参汤	三两	*
黄连汤	二两		炙甘草汤	二两	
干姜黄芩黄连人参汤	三两		吴茱萸汤	三两	
旋覆代赭汤	二两		乌梅丸	六两	
厚朴生姜半夏甘草人参汤	一两		通脉四逆汤（加减法）	二两	
白虎加人参汤	三两		半夏泻心汤	三两	

从表中可以看出，22 个方剂中，人参在其中起到主要作用的有 4 个方剂。

1. 桂枝加芍药生姜各一两人参三两新加汤

桂枝三两（去皮），芍药四两，甘草二两（炙），人参三两，大枣十二枚（擘），生姜四两。

第 62 条云：发汗后，身疼痛，脉沉迟。

2. 桂枝人参汤

桂枝四两（别切），甘草四两（炙），白术三两，人参三两，干姜三两。

第 163 条云：协热而利，利下不止，心下痞硬，表里不解。

3. 理中丸

人参、干姜、甘草（炙）、白术各三两。第 386 条云：霍乱寒多不用水者。

4.四逆加人参汤

甘草二两（炙），附子一枚（生，去皮），干姜一两半，人参一两。

第 385 条云：恶寒脉微而复利。

【综说】

发汗后，身疼痛，脉见沉迟，是营卫虚寒证；协热利，是中虚而外邪乘之，是里虚作利，霍乱寒多即指里虚寒的吐泻而言；泄利而恶寒、脉微，阳虚之极，所以都着重用人参来培补里虚。

李东垣说："人参甘温，能补肺中元气，肺气旺，则四脏之气皆旺，精自生而形自盛，肺主诸气故也。张仲景云：病人汗后身热，亡血，脉沉迟者（即新加汤证）；下痢身凉脉微血虚者（四逆加人参汤证），并加人参，古人血脱者益气，盖血不自生，须得生阳气之药乃生，阳生则阴长，血乃旺也。"（《本草纲目·草部第十二卷》引）是人参以补阳气为主，其"生津养阴"皆其培气之力所致。

张洁古谓，沙参可代人参，惟补虚宜熟用，除"回阳固脱"非用不可外，一般可用沙参代替。

（九）半夏

半夏在《伤寒论》中有 18 个方剂用到，列如表 11。

表 11　含有半夏的方剂

方　名	分量	主要药	方　名	分量	主要药
小青龙汤	半升		生姜泻心汤	半升	
葛根加半夏汤	半升	*	甘草泻心汤	半升	

续表

方　名	分量	主要药	方　名	分量	主要药
小柴胡汤	半升		黄芩加半夏生姜汤	半升	*
大柴胡汤	半升		黄连汤	半升	
柴胡加芒硝汤	二十铢		旋覆代赭汤	半升	
柴胡加龙骨牡蛎汤	二合半		厚朴生姜半夏甘草人参汤	半升	
柴胡桂枝汤	二合半		竹叶石膏汤	半升	
小陷胸汤	半升		苦酒汤	十四枚	
半夏泻心汤	半升	*	半夏散及汤	等分	*

从表中可以看出，18 个方剂中，半夏在其中起到主要作用的有 4 个方剂。

1. 葛根加半夏汤

葛根四两，麻黄三两（去节），甘草二两（炙），芍药二两，桂枝二两（去皮），生姜二两（切），半夏半升（洗），大枣十二枚（擘）。

第 33 条云：太阳与阳明合病，不下利，但呕者。

2. 半夏泻心汤

半夏（洗）半升，黄芩、干姜、人参、甘草各三两，黄连一两，大枣十二枚（擘）。

第 149 条云：但满而不痛者，此为痞。

3. 黄芩加半夏生姜汤

黄芩三两，芍药三两，甘草二两，大枣十二枚（擘），半夏半升（洗），生姜一两半（切）。

第 172 条云：下利而呕者。

4.半夏散及汤

半夏（洗）、桂枝（去皮）、甘草（炙）各等分。

第313条云：少阴病，咽中痛。

【综说】

葛根加半夏汤、黄芩加半夏生姜汤，都是用半夏的止呕作用。葛根加半夏汤证的"呕"，是由于胃液上迫，半夏涤饮以止呕；黄芩加半夏生姜汤证的"呕"，是由于胃气上逆，半夏降逆气以止呕。

半夏泻心汤证的"痞"，是由于寒热气结，半夏行气以消痞；少阴咽痛，是风邪与痰饮为患，故用半夏散主之。可见半夏的另一主要作用为涤饮行气。成无己说："半夏之辛，以散逆气结气，行水气而润肾燥。"（《本草纲目·草部第十七卷》引）

殆已述尽半夏的功能，而《伤寒论》所用半夏诸方，亦了解得大半了。

（十）黄芩

黄芩在《伤寒论》中有16个方剂用到，列如表12。

表12　含有黄芩的方剂

方　名	分量	主要药	方　名	分量	主要药
葛根黄芩黄连汤	三两	*	附子泻心汤	一两	
小柴胡汤	三两		生姜泻心汤	三两	
大柴胡汤	三两		甘草泻心汤	三两	
柴胡加芒硝汤	一两		黄芩汤	三两	*
柴胡加龙骨牡蛎汤	一两半		黄芩加半夏生姜汤	三两	

续表

方　名	分量	主要药	方　名	分量	主要药
柴胡桂枝汤	一两半		干姜黄芩黄连人参汤	三两	*
柴胡桂枝干姜汤	三两		黄连阿胶汤	二两	
半夏泻心汤	三两		麻黄升麻汤	十八铢	

从表中可以看出，16 个方剂中，黄芩在其中起到主要作用的有 3 个方剂。

1. 黄芩汤

黄芩三两，芍药二两，甘草二两（炙），大枣十二枚（擘）。

第 172 条云：太阳与少阳合病，自下利者。

2. 干姜黄芩黄连人参汤

见前（六）干姜。

3. 葛根黄芩黄连汤

葛根半斤，甘草二两（炙），黄芩三两，黄连三两。

第 34 条云：桂枝证，医反下之，利遂不止，脉促，喘而汗出者。

【综说】

苏颂说："张仲景治伤寒心下痞满，泻心汤，四方皆用黄芩，以其主诸热，利小肠故也。"（《图经本草·卷第六》）

黄芩苦降，可清热利湿，凡心下部位的热或湿，黄芩无有不除。黄芩汤证之下利，以及葛根黄芩黄连汤证之下利，皆属热利，所以都主以黄芩；干姜黄芩黄连人参汤证，系中寒而夹胆火者，中寒故主以干姜，而清胆火则非黄芩莫属。黄芩惟枯者，略上行而清肺热，是其所别。

（十一）茯苓

茯苓在《伤寒论》有 15 个方剂用到，列如表 13。

表 13　含有茯苓的方剂

方　名	分量	主要药	方　名	分量	主要药
桂枝去桂加茯苓白术汤	三两		理中丸（加减法）	二两	
茯苓桂枝甘草大枣汤	半斤	*	真武汤	三两	
四逆散（加减法）	五分		附子汤	三两	
小柴胡汤（加减法）	四两		茯苓桂枝白术甘草汤	四两	*
五苓散	十八铢		麻黄升麻汤	六铢	
猪苓汤	一两		柴胡加龙骨牡蛎汤	一两半	
茯苓甘草汤	二两	*	小青龙汤（加减法）	四两	
茯苓四逆汤	四两				

从表中可以看出，15 个方剂中，茯苓在其中起到主要作用的有 3 个方剂。

1. 茯苓桂枝甘草大枣汤方

茯苓半斤，桂枝四两，甘草二两（炙），大枣十五枚（擘）。

第 65 条云：脐下悸，欲作奔豚。

2. 茯苓桂枝白术甘草汤

茯苓四两，桂枝三两，白术、甘草（炙）各二两。

第 67 条云：心下逆满，气上冲胸，起则头眩，脉沉紧。

3. 茯苓甘草汤

茯苓二两，桂枝二两，甘草一两（炙），生姜三两（切）。

第 356 条云：伤寒厥而心下悸，宜先治水。

【综说】

以上三证，都是由于水饮停潴，故以茯苓为主药。茯苓桂枝甘草大枣汤证、茯苓甘草汤证，水均停于下焦；茯苓桂枝白术甘草汤证，水停于中焦，是其所异。陶弘景说："茯苓白色者补，赤色者利。"（《本草纲目·木部第三十七卷》引）

是以上三方，均宜用赤苓，《伤寒论》中的茯苓四逆汤（第69条），即四逆汤加茯苓四两、人参一两，治阴阳两虚证的烦躁，便应该用白茯苓了。

（十二）麻黄

麻黄在《伤寒论》有14个方剂用到，列如表14。

表14　含有麻黄的方剂

方　名	分量	主要药	方　名	分量	主要药
桂枝麻黄各半汤	一两		麻黄细辛附子汤	二两	
桂枝二麻黄一汤	十六铢		麻黄附子甘草汤	二两	
桂枝二越婢一汤	十八铢		葛根汤	三两	
麻黄汤	三两	*	葛根加半夏汤	三两	
麻黄杏仁甘草石膏汤	四两	*	桂枝加葛根汤	三两	
大青龙汤	六两	*	麻黄连轺赤小豆汤	二两	
小青龙汤	三两		麻黄升麻汤	二两半	

从表中可以看出，14个方剂中，麻黄在其中起到主要作用的有3个方剂。

1. 麻黄汤

麻黄三两（去节），桂枝二两（去皮），甘草一两（炙），杏仁七十个（去皮尖）。

第 35 条云：太阳病，头痛发热，身疼腰痛，骨节疼痛，恶风无汗而喘者。

2. 大青龙汤

麻黄六两（去节），桂枝二两（去皮），甘草二两（炙），杏仁四十个（去皮尖），生姜三两（切），大枣十二枚（擘），石膏如鸡子大（碎）。

第 38 条云：太阳中风，脉浮紧，发热恶寒，身疼痛，不汗出而烦躁者。

3. 麻黄杏仁甘草石膏汤

麻黄四两（去节），杏仁五十个（去皮尖），甘草二两（炙），石膏半斤（碎，绵裹）。

第 63 条云：汗出而喘，无大热者。

【综说】

麻黄的主要作用为疏畅肺气臌郁。肺主皮毛，如寒伤卫气，皮毛外闭，便发热、无汗，这时麻黄与桂枝同用，一个开卫闭，一个畅营行，便汗泄而热退；麻黄汤、大青龙汤，就是这样的作用。相反，麻黄不与桂枝同用，便只能泄肺定喘，所以麻杏甘石汤证，就是有出汗一症，亦不禁忌麻黄了。

钱潢说："麻黄汤之制，欲用麻黄以泄营分之汗，必先以桂枝开解卫分之邪，则汗出而邪去矣。……所以麻黄不与桂枝同用，止能泄肺邪，而不至大汗泄也，况服麻黄汤法，原令微似汗而未许人大汗出也。观后贤之麻黄定喘汤（李东垣方：麻黄、草豆蔻各一钱，益智仁一分半，厚朴、吴茱萸各二分，甘草、柴胡梢、黄芩各一分，当归尾、苏木、升麻、神曲各五厘，红花少许，全蝎一枚，治小儿寒郁而喘。又张石顽方：麻黄八分，杏仁十四粒，厚朴八

分，款冬、桑白皮、苏子各一钱，甘草八分，半夏、黄芩各一钱二分），皆因之以立法也。"(《伤寒溯源集·卷之一》)

可见认为麻黄仅为发汗药，与临床应用不尽符合。笔者在临床上治气郁喘息，有用麻黄至半斤，喘平而不汗出之验。

（十三）大黄

大黄在《伤寒论》中，有 14 个方剂用到，列如表 15。

表 15　含有大黄的方剂

方　名	分量	主要药	方　名	分量	主要药
桂枝加大黄汤	二两	*	抵当丸	三两	
大柴胡汤	二两		大陷胸汤	六两	
大承气汤	四两		大陷胸丸	半斤	
小承气汤	四两	*	麻子仁丸	一斤	
调胃承气汤	四两		大黄黄连泻心汤	二两	*
桃核承气汤	四两		附子泻心汤	二两	
抵当汤	三两		茵陈蒿汤	二两	

从表中可以看出，14 个方剂中，大黄在其中起到主要作用的有 3 个方剂。

1. 大黄黄连泻心汤

大黄二两，黄连一两。

第 154 条云：心下痞，按之濡，其脉关上浮者。

2. 小承气汤

大黄四两（酒洗），厚朴二两（炙，去皮），枳实三枚（大者，炙）。

第 208 条云：腹大满不通。

3. 桂枝加大黄汤

桂枝三两（去皮），大黄二两，芍药六两，生姜三两，甘草二两（炙），大枣十二枚（擘）。

第 279 条云：腹满大实痛者。

【综说】

大黄是泻热通积的药，无热无积便不能用。泻心汤，主要是泻热；小承气汤、桂枝加大黄汤，主要是通积。唯其仅是热，所以按之濡；唯其是宿积，所以满痛不通。

成无己说："热淫所胜，以苦泄之，大黄之苦，以荡涤瘀热，下燥结而泄胃强。"（《本草纲目·草部第十七卷》引）这几句话写尽了大黄的主要作用。

但须注意的是，大黄所泻之热，必在中下焦，如热在上而欲导之下行，可用酒制大黄。李士材说："欲下行者，必生用之，若邪在上者，必须酒服，引上至高，祛热而下也。"（《本草通玄·卷上》）这确是经验之谈。

又大黄所泻之热，都是欲使之泄而外出者。所以邹澍说："火盛而能著血，则无处不可著矣。故著隧道，则为血闭寒热，著横络则为癥瘕积聚，著肠胃则为留饮宿食。大黄通血闭，贯火用于土中，在隧道则隧道通，在横络则横络通，在肠胃则停滞下，《本经》著其功曰，荡涤肠胃，推陈致新，通利水谷。"（《本经疏证·卷十一》）如不欲通泄外出的，便用不着大黄了。

（十四）黄连

黄连在《伤寒论》中有 12 个方剂用到，列如表 16。

表 16　含有黄连的方剂

方　名	分量	主要药	方　名	分量	主要药
葛根黄芩黄连汤	三两		甘草泻心汤	一两	
小陷胸汤	一两		黄连汤	三两	*
半夏泻心汤	一两		干姜黄芩黄连人参汤	三两	
大黄黄连泻心汤	一两		黄连阿胶汤	四两	*
附子泻心汤	一两		白头翁汤	三两	*
生姜泻心汤	一两		乌梅丸	十六两	

从表中可以看出，12 个方剂中，黄连在其中起到主要作用的有 3 个方剂。

1. 黄连阿胶汤

黄连四两，黄芩二两，芍药二两，鸡子黄二枚，阿胶三两。

第 303 条云：心中烦，不得卧。

2. 黄连汤

黄连三两，甘草三两（炙），干姜三两，桂枝三两（去皮），人参二两，大枣十二枚（擘），半夏半升（洗）。

第 173 条云：胸中有热，胃中有邪气，腹中痛，欲呕吐。

3. 白头翁汤

白头翁二两，黄连三两，黄柏三两，秦皮三两。

第 371、373 条云：热利下重欲饮水。

【综说】

黄连阿胶汤证是阴不足而阳有余，所以症见烦不得卧，非重用黄连不足以清其积热；黄连汤证是下虽寒而上有热，故君黄连以清上热；白头翁汤证纯为火郁湿蒸，仍需用黄连来清火去湿。

在诸泻心汤中用黄连，亦是在清除邪热，所以黄连是清除心腹积热的专品。张元素说："治烦躁恶心，郁热在中焦，兀兀欲吐，心下痞满。"（《医学启源·卷之下》）黄连的作用，略尽于此。

黄连与大黄相较：黄连泻热，大黄也泻热；黄连泻中下焦热，大黄也泻中下焦热；黄连味厚下泄，大黄也味厚下泄。看上去，两者功用好像是一样的，其实它们有很大的区别。大黄气味俱厚以攻破见长，黄连味厚于气以清燥最著；大黄优于破有形之积，黄连善于消无形之滞；大黄专于入腑，黄连专于入脏；大黄优于治实而拙于治虚，黄连便虚实火俱可用，只要能权衡其轻重即可。

（十五）白术

白术在《伤寒论》中有 10 个方剂用到，列如表 17。

表17　含有白术的方剂

方　名	分量	主要药	方　名	分量	主要药
桂枝去桂加茯苓白术汤	三两	*	理中丸	三两	
五苓散	十八铢		真武汤	二两	
附子汤	四两	*	茯苓桂枝白术甘草汤	二两	
甘草附子汤	二两		桂枝人参汤	三两	
去桂加白术汤	四两	*	麻黄升麻汤	六铢	

从表中可以看出，10 个方剂中，白术在其中起到主要作用的有 3 个方剂。

1. 桂枝去桂加茯苓白术汤

芍药三两，甘草二两（炙），生姜（切）、茯苓各三两，大枣十二枚（擘）。

第 28 条云：心下满，微痛，小便不利者。

2. 去桂加白术汤

附子三枚（炮，去皮），生姜三两（切），大枣十二枚（擘），甘草二两（炙），白术四两。

第 174 条云：风湿相搏，大便硬，小便自利者。

3. 附子汤

见前（七）附子。

【综说】

桂枝去桂加茯苓白术汤证是水郁于中，既不能汗，又不能利，所以用白术协同茯苓去水利湿；去桂加白术汤证是湿困脾脏，脾阳停运而胃纳阻滞，所以重用白术除湿以运脾；附子汤证是阳虚而水不化，所以白术独重，行其水寒。

可见白术自是除湿专药，不过白术是益脾以化湿，因而小便利与不利均无所禁，而与茯苓、猪苓之行水以去湿者截然不同。

（十六）杏仁

杏仁在《伤寒论》中有 10 个方剂用到，列如表 18。

表 18　含有杏仁的方剂

方　名	分量	主要药	方　名	分量	主要药
桂枝麻黄各半汤	廿四枚		大青龙汤	四十枚	
桂枝二麻黄一汤	十六个		小青龙汤（加减法）	半升	
桂枝加厚朴杏子汤	五十枚	*	大陷胸丸	半升	
麻黄汤	七十个	*	麻子仁丸	一升	
麻黄杏仁甘草石膏汤	五十个	*	麻黄连轺赤小豆汤	四十个	

从表中可以看出，10 个方剂中，杏仁在其中起到主要作用的有 3 个方剂。

1. 麻黄汤

见前（十二）麻黄。

2. 麻黄杏仁甘草石膏汤

见前（十二）麻黄。

3. 桂枝加厚朴杏子汤

桂枝三两，甘草二两（炙），生姜三两（切），芍药三两，大枣十二枚（擘），厚朴二两（炙，去皮），杏仁五十枚（去皮尖）。

第 43 条云：太阳病，下之微喘。

【综说】

杏仁为利气泄肺专药，以上三方均有"喘"症，所以都重用杏仁。李东垣说："杏仁下喘，治气也；桃仁疗狂，治血也，俱治大便秘，当分气血。昼则便难行，阳气也；夜则便难行，阴血也，故虚人便闭，不可过泄，脉浮者属气，用杏仁、陈皮；脉沉者属血，用桃仁陈皮。"（《本草纲目·果部第二十九卷》引）日人吉益为则谓"杏仁主治停水"（《药徵》）。这是舍本逐末，治水不是杏仁的主要作用，逐水只是气行而水泄的结果，正如李东垣用以"通便"之说。明乎此，杏仁的主要作用，便大为了然。

（十七）栀子

栀子在《伤寒论》中有 8 个方剂用到，列如表 19。

表 19　含有栀子的方剂

方　名	分量	主要药	方　名	分量	主要药
栀子豉汤	十四个	*	栀子干姜汤	十四个	
栀子甘草豉汤	十四个		栀子柏皮汤	十五个	*
栀子生姜豉汤	十四个		枳实栀子汤	十四枚	
栀子厚朴汤	十四个		茵陈蒿汤	十四枚	

从表中可以看出，8 个方剂中，栀子在其中起到主要作用的有 2 个方剂。

1. 栀子柏皮汤

肥栀子十五个（擘），甘草一两（炙），黄柏二两。

第 261 条云：伤寒身黄发热。

2. 栀子豉汤

栀子十四个（擘），香豉四合（绵裹）。

第 76 条云：虚烦不得眠反复颠倒，心中懊侬。

【综说】

栀子有解热、利湿的作用。唯其解热，所以能治烦躁，栀子豉汤是其例；唯其利湿，所以能疗身黄，栀子柏皮汤是其例。

朱震亨说："栀子泻三焦之火，屈曲下行，能降火从小便中泄出。"（《本草纲目·木部第三十六卷》引）可算尽得栀子的性能。

黄宫绣对栀子的掌握使用颇具经验，他说："就其轻清以推，则浮而上者，其治亦上，故能治之肺之火，而凡在上而见消渴烦躁，懊侬不眠，头痛目赤肿痛等症，得此以除。就其味苦而论，则苦而下者，其治亦下，故能泻肝肾膀胱之火，而凡在下而见淋闭便结，疸黄疝气，吐衄血痢，损伤血瘀等症，得此以泄……但治上宜生，治下宜炒黑，虽其上下皆入，而究则由自肺达下，故能旁及而皆治者也此惟实邪实热则宜，若使并非实热，概为通用，恐不免有损食泄泻之虞矣。"（《本草求真·卷四》）

唯其栀子宜于治疗实证，不宜于虚证。汪琥解释栀子豉汤的虚烦症时说："乃不可作真虚看，作汗吐下后暴虚看，非真气虚也。"（《伤寒论辑义·卷二》引）其实，栀子豉汤证所谓的"虚烦"，是对"懊侬"的具体描述，即热甚而感觉心胸虚空无着、烦乱不安之意，这个"虚"并不是指虚实之虚，汪氏的解释，反觉费辞了。

（十八）柴胡

柴胡在《伤寒论》中有 7 个方剂用到，列如表 20。

表 20　含有柴胡的方剂

方　名	分量	主要药	方　名	分量	主要药
小柴胡汤	半斤	*	柴胡桂枝汤	四两	
大柴胡汤	半斤		柴胡桂枝干姜汤	半斤	
柴胡加芒硝汤	二两十六铢		四逆散	十分	
柴胡加龙骨牡蛎汤	四两				

从表中可以看出，7 个方剂中，柴胡在其中起到主要作用的只有 1 个方剂，即小柴胡汤是使用柴胡的代表方剂。

小柴胡汤

柴胡半斤，黄芩三两，人参三两，半夏半斤（洗），甘草三两（炙），生姜三两（切），大枣十二枚（擘）。

第 96 条云：往来寒热，胸胁苦满，嘿嘿不欲饮食，心烦喜呕。

【综说】

王好古说："柴胡能去脏腑内外俱乏，既能引清气上行而顺阳道，又入足少阳，在经主气，在脏主血，证前行则恶热，却退则恶寒，惟气之微寒，味之薄者，故能行经。"（《本草纲目·草部第十三卷》引）柴胡主要的作用，即助少阳经气以解表里之邪，既不吐、不汗、不下，使病潜然而解，亦可汗、可吐、可下，使病机好转而病得解。王好古谓"去脏腑内外俱乏"，即指此意而言，所以称之"和解药"。

柴胡的和解作用究竟怎样体会呢？钱潢有较好的解释，他说："邪在少阳，内逼三阴，达表之途辽远，汗之徒足以败卫亡阳；少阳虽外属三阳，而入里之路较近，下之适足以陷邪伤胃，汗下俱所不宜，故立小柴胡汤以升发少阳之郁邪，使清阳达表而解散之，即所谓木郁达之之义也。"（《伤寒溯源集·卷之二》）

据此，柴胡的和解作用，实即升散清阳、开解郁结之义。所以李东垣亦说："能引清气而行阳道……引胃气上行，升腾而行春令。"（《本草纲目》引）李时珍亦说："柴胡乃引清气，退热必用之药。"（《本草纲目》）

什么是"清气"呢？钱潢说："所谓清气者，下焦所升清阳之气也。谓之清阳者，盖谷之浊气降于下焦，为命门真阳之所蒸，其清气腾达于上，聚膻中而为气海，通于肺而为呼吸，布于皮肤而为卫气，运行于周身内外上中下而为三焦，附于肝胆而为少阳风木，故清阳不升，内无以达生发阳和之气，所以外不能驱邪出表矣。"（《伤寒溯源集·卷之七》）

（十九）石膏

石膏在《伤寒论》中有 7 个方剂用到，列如表 21。

表 21　含有石膏的方剂

方　名	分量	主要药	方　名	分量	主要药
桂枝二越婢一汤	廿四铢		白虎加人参汤	二斤	
麻黄杏仁甘草石膏汤	半斤	*	竹叶石膏汤	一斤	
大青龙汤	鸡子大	*	麻黄升麻汤	六铢	
白虎汤	一斤	*			

从表中可以看出，7 个方剂中，石膏在其中起到主要作用的只有 3 个方剂。

1. 白虎汤

知母六两，石膏一斤（碎），甘草二两（炙），粳米六合。

第 350 条云：伤寒脉滑而厥，里有热。

第 219 条云：腹满身重难以转侧，口不仁，面垢，谵语遗尿。

2. 大青龙汤

见前（十二）麻黄。

3. 麻黄杏仁甘草石膏汤

见前（十二）麻黄。

【综说】

石膏是专清肺胃热的药。李东垣说："石膏，足阳明药也，故仲景治伤寒阳明证，身热目痛，鼻干不得卧。身以前，胃之经也，胸前，肺之室也。邪在阳明，肺受火制，故用辛寒以清肺气，所以有白虎之名。"（《本草纲目·金石部第九卷》引）

石膏所治多为表里热证，否则便宜审用，即从上列三方所主治亦可以窥其端倪。

张隐庵说："石膏清阳明而和中胃。……《灵枢经》云，两阳合明是为阳明。又云，两火并合，故为阳明。是阳明上有燥热之主气，复有前后之火热，故伤寒有白虎汤，用石膏、知母、甘草、粳米，主资胃府之津，以清阳明之热，又阳明主合而居中土，故伤寒有越婢汤，石膏配麻黄，发越在内之邪，从中土以出肌表。盖石膏质重，则能入里，味辛则能发散，性寒则能清热，其为阳明之宣剂凉剂者如此。"(《本草崇原·卷中》)

总之，清里达表、生津散热，石膏功用略尽于此。惟均宜生用，煅则无益。

（二十）枳实

枳实在《伤寒论》中有7个方剂用到，列如表22。

表22　含有枳实的方剂

方　名	分量	主要药	方　名	分量	主要药
大柴胡汤	四枚		小承气汤	三枚	
栀子厚朴汤	四枚		麻子仁丸	半斤	
枳实栀子汤	三枚	*	四逆散	十分	
大承气汤	五枚				

从表中可以看出，7个方剂中，其中有代表性的，即枳实栀子汤1个方剂。

枳实栀子汤

枳实三枚（炙），栀子十四个（擘），豉一升（绵裹）。

第 393 条云：大病差后劳复者。

【综说】

枳实为除满消结之药。《金匮要略》里的枳术汤治"心下坚大如盘"，厚朴七物汤治腹满，《伤寒论》的承气汤等，都是佐证。《名医别录》说"破结实，消胀满"，的是经验之谈。

枳实栀子汤证其症不具述，当亦为劳复、宿食之类，否则便不能用这破结药。王好古说："枳壳主高，枳实主下，高者主气，下者主血，故壳主胸膈皮毛之病，实主心腹脾胃之病。"（《本草纲目·木部·第三十六卷》引）临床时可参考。

（二十一）细辛

细辛在《伤寒论》中有 6 个方剂用到，列如表 23。

表 23　含有细辛的方剂

方　名	分量	主要药	方　名	分量	主要药
小青龙汤	三两	*	当归四逆加吴茱萸生姜汤	三两	
麻黄细辛附子汤	二两	*	乌梅丸	六两	
当归四逆汤	三两		真武汤（加减法）	一两	

从表中可以看出，6 个方剂中，细辛在其中起到主要作用的只有 2 个方剂。

1. 小青龙汤

麻黄（去节）、芍药、细辛、干姜、甘草（炙）、桂枝（去皮）各三两，五味子半升，半夏半升（洗）。

第 41 条云：心下有水气，咳而微喘，发热不渴。

2. 麻黄细辛附子汤

麻黄二两（去节），细辛二两，附子一枚（炮，去皮）。

第301条云：少阴病，始得之，反发热，脉沉者。

【综说】

细辛为自里达表的辛温发散药，凡里有在经之寒湿最是擅长。小青龙汤证的心下有水气，属寒湿，麻黄附子细辛汤证的脉沉，也是寒湿，都用细辛发其在里之寒湿而出于表。所以缪希雍说："细辛味辛温而无毒，入手少阴太阳经，风药也。风性升，升则上行，辛则横走，温则发散，故主咳逆头痛脑动，百节拘挛，风湿痹痛死肌。盖痹及死肌，皆是感地之湿气，或兼风寒所成，风能除湿，温能散寒，辛能开窍，故疗如上诸风寒湿疾也。"（《本草经疏·卷六》）

即凡为寒水内注，不得外散，可用气辛味烈的细辛，温水脏而散其寒湿，使水气与卫气相和而作汗。于此益足以说明细辛之所以能内散寒湿的道理了。

（二十二）芒硝

芒硝在《伤寒论》中有6个方剂用到，列如表24。

表24　含有芒硝的方剂

方　名	分量	主要药	方　名	分量	主要药
柴胡加芒硝汤	二两		大陷胸汤	一升	*
大承气汤	三合		大陷胸丸	半升	*
调胃承气汤	半升	*	桃核承气汤	二两	

从表中可以看出，6个方剂中，芒硝在其中起到主要作用的只

有 3 个方剂。

1. 大陷胸汤

大黄六两（去皮），芒硝一升，甘遂一钱匕。

第 135 条云：结胸热实，心下痛，按之石硬。

2. 大陷胸丸

大黄半升，葶苈子半升（熬），芒硝半升，杏仁半升（去皮尖，熬黑）。

第 131 条云：热入因作结胸，项强如柔痉状。

3. 调胃承气汤

大黄四两（去皮，清酒洗），甘草二两（炙），芒硝半升。

第 29 条云：胃气不和，谵语；第 248：蒸蒸发热；第 249 条云：腹胀满。

【综说】

成无己说："《内经》云，咸味下泄为阴。又云，咸以软之。热淫于内，治以咸寒。气坚者，以咸软之；热盛者，以寒消之，故张仲景大陷胸汤、大承气汤、调胃承气汤，皆用芒硝以软坚去实热，结不至坚者，不可用也。"（《本草纲目·金石部·第十一卷》引）

大黄泄热，芒硝软坚，是其不同点；热而未坚者，用大黄不用芒硝，小承气汤是其例；坚而热不盛者，用芒硝不用大黄，柴胡加芒硝汤是其例。

（二十三）牡蛎

牡蛎在《伤寒论》中有 6 个方剂用到，列如表 25。

表25　含有牡蛎的方剂

方　名	分量	主要药	方　名	分量	主要药
桂枝去芍药加蜀漆牡蛎龙骨救逆汤	五两	*	牡蛎泽泻散	等分	*
桂枝甘草龙骨牡蛎汤	二两		柴胡桂枝干姜汤	二两	
柴胡加龙骨牡蛎汤	一两半		小柴胡汤（加减法）	四两	

从表中可以看出，6个方剂中，牡蛎在其中起到主要作用的只有2个方剂。

1. 牡蛎泽泻散

牡蛎（熬）、泽泻、蜀漆（暖水洗去腥）、葶苈子（熬）、商陆根（熬）、海藻（洗去咸）、栝蒌根各等分。

第395条云：从腰以下有水气。

2. 桂枝去芍药加蜀漆牡蛎龙骨救逆汤

桂枝三两（去皮），甘草（炙）二两，生姜三两（切），大枣十二枚（擘），牡蛎五两（熬），龙骨四两，蜀漆三两（洗去腥）。

第112条云：亡阳必惊狂，卧起不安。

【综说】

牡蛎的主要作用有二：重用，为咸寒软坚药，成无己说："牡蛎之咸，以消胸膈之满，以泄水气，使痞者消，硬者软。"（《本草纲目·介部·第四十六卷》引）牡蛎泽泻散是其例；与龙骨合用为平亢阳、镇惊药，邹澍说："龙骨之用在火不归土而搏水，牡蛎之用在阳不归阴而化气也……龙骨之引火归土，可藉以化气生精；牡蛎之召阳归阴，可藉以平阳秘阴矣。"（《本经疏证·卷五》）救逆汤是其例。

（二十四）厚朴

厚朴在《伤寒论》中有 6 个方剂用到，列如表 26。

表 26　含有厚朴的方剂

方　名	分量	主要药	方　名	分量	主要药
桂枝加厚朴杏子汤	二两		小承气汤	二两	
栀子厚朴汤	四两	*	麻子仁丸	一尺	
大承气汤	半斤		厚朴生姜半夏甘草人参汤	半斤	*

从表中可以看出，6 个方剂中，厚朴在其中起到主要作用的只有 2 个方剂。

1. 厚朴生姜半夏甘草人参汤

厚朴半斤（炙，去皮），生姜半斤（切），半夏半升（洗），甘草二两，人参一两。

第 66 条云：发汗后腹胀满者。

2. 栀子厚朴汤

栀子十四个（擘），枳实四枚（水浸，炙令黄），厚朴四两（炙，去皮）。

第 79 条云：心烦腹胀，卧起不安。

【综说】

厚朴为导气滞消胀满药。朱震亨说："其气温，能泻胃中之实也……其治腹胀者，因其味辛，以提其滞气，滞行则宜去之。"（《本草纲目·木部·第三十五卷》引）李东垣说："苦能下气，故泻实满，温能益气，故散湿满。"（《本草纲目·木部·第三十五卷》引）此皆经验之谈。

厚朴生姜半夏甘草人参汤证、栀子厚朴汤证，一属寒，一属热，寒热之因虽各有不同，而其中有"气滞"则一，所以都重用厚朴以导滞消满。

（二十五）蜜

蜜在《伤寒论》中有个 6 方剂用到，列如表 27。

表 27　含有蜜的方剂

方　名	分量	主要药	方　名	分量	主要药
蜜煎方	七合	*	理中丸		
乌梅丸			麻子仁丸		
猪肤汤	一升	*	大陷胸丸	二合	

从表中可以看出，6 个方剂中，蜜在其中起到主要作用的只有 2 个方剂。

1. 蜜煎方

食蜜七合，微火煎，凝如饴状，捻作梃，内谷道中。

第 233 条中云：津内竭，虽硬不可攻，宜蜜煎导而通之。

2. 猪肤汤

猪肤一斤，白蜜一升，白粉五升。

第 310 条云：下利咽痛，胸满心烦。

【综说】

李时珍说："其入药之功有五：清热也，补中也，解毒也，润燥也，止痛也。生则性凉，故能清热；熟则性温，故能补中；甘而和平，故能解毒；柔而濡泽，故能润燥；缓可以去急，故能止心腹肌肉疮疡之痛。"（《本草纲目·虫部·第三十九卷》）

蜜煎方即所以润燥，猪肤汤即所以止痛。

（二十六）香豉

香豉在《伤寒论》中有 5 个方剂用到，列如表 28。

表 28　含有香豉的方剂

方　名	分量	主要药	方　名	分量	主要药
栀子豉汤	四合	*	枳实栀子豉汤	一升	
栀子甘草豉汤	二两		瓜蒂散	一合	
栀子生姜豉汤	四合				

从表中可以看出，5 个方剂中，香豉的主要作用体现在栀子豉汤中。

栀子豉汤

见前（二十）枳实。

【综说】

香豉苦寒，治时疾热病，症见烦躁、满闷等，表热能散，里热能清，所以伤寒病的"烦热"，无一不用它。有人说，栀子豉汤主要是栀子除烦热，但瓜蒂散证亦满而烦，便没有用栀子，可见香豉确能除烦热无疑。香豉和栀子比较，栀子清里热而利湿，香豉两解表里邪热，是其不同。

（二十七）当归

当归在《伤寒论》中有 4 个方剂用到，列如表 29。

表29　含有当归的方剂

方　名	分量	主要药	方　名	分量	主要药
乌梅丸	四两		当归四逆汤	三两	*
麻黄升麻汤	一两一分		当归四逆加吴茱萸生姜汤	三两	

从表中可以看出，4 个方剂中，当归的作用集中体现在当归四逆汤中。

当归四逆汤

当归三两，桂枝三两（去皮），芍药三两，细辛三两，甘草二两（炙），通草二两，大枣二十五枚（擘）。

第 351 条云：手足厥寒，脉细欲绝者。

【综说】

当归四逆汤治脉细欲绝，即营分大亏之证，所以主用当归以补营。成无己说："脉者，血之府，诸血皆属心，凡通脉者，必先补心益血，故张仲景治手足厥寒，脉细欲绝者，用当归之苦温以助心血。"（《本草纲目·草部·第十四卷》引）所见甚是。

（二十八）葛根

葛根在《伤寒论》中有 4 个方剂用到，列如表 30。

表30　含有葛根的方剂

方　名	分量	主要药	方　名	分量	主要药
桂枝加葛根汤	四两		葛根加半夏汤	四两	
葛根汤	四两	*	葛根黄芩黄连汤	半斤	*

从表中可以看出，4 个方剂中，葛根在其中起到主要作用的只

有 2 个方剂。

1. 葛根汤

葛根四两，麻黄三两（去节），桂枝二两（去皮），生姜三两（切），甘草二两（炙），芍药二两，大枣十二枚（擘）。

第 31 条云：太阳病，项背强几几，无汗恶风。

2. 葛根黄芩黄连汤

葛根半斤，甘草二两（炙），黄芩三两，黄连三两。

第 34 条云：桂枝证下之，利不止，脉促，喘而汗出。

【综说】

李东垣说："干葛其气轻浮，鼓舞胃气上行，生津液，又解肌热，治脾胃虚弱泄泻圣药也。"（《本草纲目·草部·第十八卷》引）

葛根的主要作用为生津达表。"项背强"即由津液不能外达，"利不止"即是津液的不能上升，所以总以葛根为主。阳明是燥金主事，葛根既能升发津液，因而为阳明专药。

（二十九）粳米

粳米在《伤寒论》中有 4 个方剂用到，列如表 31。

表 31　含有粳米的方剂

方　名	分量	主要药	方　名	分量	主要药
白虎汤	六合		竹叶石膏汤	半升	
白虎加人参汤	六合		桃花汤	一升	*

从表中可以看出，4 个方剂中，惟桃花汤里的粳米是有重要作用的。

桃花汤

赤石脂一斤（一半全用，一半生筛），干姜一两，粳米一升。

第306条云：少阴病，下利便脓血。

【综说】

粳米有止烦、止渴、止泄的作用，其所以然，如寇宗奭之说"平和五脏，补益胃气"（《本草衍义·卷之二十》）。

粳米又是一味以食胜病的药物，桃花汤用以培正止血，白虎汤用以生津止渴，竹叶石膏汤用以培元除烦。

（三十）栝蒌根

栝蒌根在《伤寒论》中有 4 个方剂用到，列如表 32。

表 32　含有栝蒌根的方剂

方　名	分量	主要药	方　名	分量	主要药
小青龙汤（加减法）	三两		柴胡桂枝干姜汤	四两	
小柴胡汤（加减法）	四两	*	牡蛎泽泻散	等分	

从表中可以看出，4 个方剂中，栝蒌根的主要作用体现在小柴胡汤的加减法中。

小柴胡汤加减法

若渴，去半夏，加人参，合前成四两半，栝蒌根四两。

【综说】

成无己说："津液不足则为渴，栝蒌根味苦微寒，润枯燥而通行津液，是为渴所宜也。"（《本草纲目·草部·第十八卷》引）

不仅此也，柴胡桂枝干姜汤证有"渴而心烦"症，栝蒌根亦用到四两，可以想见。

提 纲

（1）甘草的主要作用是甘温缓急，"甘温"多半扶阳，"缓急"多半为益阴的结果。

（2）桂枝的主要作用在和营通阳，其解表、行瘀、补中、降逆等功效，都是由于"和营通阳"这一作用引申出来的。

（3）大枣的主要作用在安养脾阳。

（4）生姜辛窜，凡因气、因寒而滞积的，最是擅长。

（5）芍药为通顺血脉之药，最能消散气积、畅行阴液。

（6）干姜宣通心脾阳气，能消散寒涸。

（7）附子长于退阴回阳，凡属阳虚证均合用。

（8）人参擅补肺气、扶元阳，"沙参"可代用。

（9）半夏的主要作用为涤饮行气。

（10）黄芩苦降，清热、利湿，凡心下部的热盛或湿盛，用之无有不除。

（11）茯苓，白茯苓补气，赤茯苓利水。

（12）麻黄的主要作用为疏畅肺气膹郁。

（13）大黄为泻热通积药。

（14）黄连为清除心腹积热的专品，凡心腹部火郁证，最能清除。

（15）白术是除湿专药，尤善于益脾化湿。

（16）杏仁利气泄肺，优于治喘。

（17）栀子有解热、利湿作用，专清三焦之火屈曲下行。

（18）柴胡专助少阳经气，两解表里。

（19）石膏为清除肺胃热实之药，表里两热证最擅长。

（20）枳实为除满消积药，凡血分、在里的积滞最适宜。

（21）细辛为自里达表的辛温发散药。

（22）芒硝善于软坚泻燥结。

（23）牡蛎，重用能软坚利水，与"龙骨"并用善于潜阳。

（24）厚朴为导气滞消胀满之药。

（25）蜜为清热、解毒、润肠之药。

（26）香豉善治时行热病，除烦消闷。

（27）当归为补心益血之药。

（28）葛根善于生津达表，是两解阳明之药。

（29）粳米有养胃阴、止烦、止泄的作用。

（30）栝蒌根为润燥行津液之药。

复习题

（1）甘草、桂枝、大枣、生姜四药，在《伤寒论》112方中运用最广，试各就其主要方剂仔细分析其作用。

（2）黄芩、黄连同为清热药，试就《伤寒论》中诸方说明其同与不同的作用？

（3）如果说麻黄不是发汗药，为什么麻黄汤有发汗作用？

（4）茯苓与白术，大黄与芒硝，厚朴与枳实，在临床究应如何鉴别应用，试结合《伤寒论》中所述各方分析说明之。

附：查检表

条文号	分类	条文号	分类
1	太阳病	14	恶风
2	太阳病	15	治法举要
3	太阳病	16	治法举要
4	烦躁	17	治法举要
5	病机	18	治法举要
6	太阳病	19	治法举要
7	病机	20	恶风 小便不利
8	病机	21	胸胁满
9	病机	22	温法
10	病机	23	恶寒
11	病机	24	烦躁
12	发热	25	汗法
13	恶风 头痛	26	渴

条文号	分类	条文号	分类
27	不可发汗	45	治法举要
28	利法	46	衄血　发热　汗法
29	烦躁　谵语	47	衄血
30	误汗	48	烦躁　治法举要
31	恶风　无汗	49	悸　治法举要
32	下利	50	不可发汗
33	呕吐	51	汗法
34	下利	52	汗法
35	恶风　头痛　无汗	53	自汗
36	胸胁满　不可下	54	自汗
37	胸胁满	55	汗法
38	恶风　烦躁	56	头痛　小便白　不大便
39	汗法	57	烦躁
40	呕吐	58	病机
41	利法	59	小便不利　治法举要
42	汗法	60	振栗
43	误下	61	烦躁
44	治法举要	62	补法

条文号	分类
63	利法
64	悸
65	悸　奔豚
66	腹满
67	头眩　振栗
68	恶寒
69	烦躁
70	恶寒
71	小便不利　渴　烦躁
72	渴　烦躁
73	利法
74	渴　烦躁
75	误汗
76	烦躁　懊恼
77	烦躁
78	清法
79	腹满　烦躁
80	清法

条文号	分类
81	治法举要
82	发热　头眩　悸　振栗
83	不可发汗
84	便血
85	不可发汗
86	衄血
87	振栗
88	误汗
89	误汗
90	治法举要
91	治法举要
92	发热　头痛
93	汗吐下后的变证
94	振栗
95	发热　自汗
96	少阳病　寒热往来　胸胁满　烦躁

条文号	分类	条文号	分类
97	寒热往来	114	便脓血
98	不能食	115	火逆
99	恶风　胸胁满	116	烦躁
100	补法	117	奔豚
101	振栗	118	火逆
102	悸　烦躁	119	火逆
103	呕吐　烦躁	120	不能食　误吐
104	潮热　胸胁满　下利	121	误吐
105	下利　谵语	122	误汗
106	发狂	123	呕吐
107	小便不利　谵语	124	少腹满　少腹硬　小便不利　发狂
108	谵语	125	少腹满　少腹硬　小便利　发黄　发狂
109	利法		
110	小便不利　烦躁　谵语　振栗	126	少腹满　少腹硬　小便利
111	小便不利　衄血　哕　谵语　发黄	127	悸
		128	结胸
112	发狂	129	结胸
113	谵语	130	结胸

条文号	分类	条文号	分类
131	结胸 痞	147	寒热往来 小便不利
132	结胸 不可下	148	和法
133	结胸	149	呕法 振栗 结胸 痞
134	恶寒 小便与发黄 懊忄农 发黄 结胸	150	结胸
		151	痞
135	结胸	152	下利 呕吐
136	寒热往来 结胸	153	发黄
137	少腹满 少腹硬	154	痞
138	结胸	155	自汗 痞
139	结胸	156	小便不利 痞
140	误下	157	痞
141	结胸 治法举要	158	呕吐 痞
142	谵语 痞	159	下利
143	谵语	160	汗吐下后的变证
144	和法	161	汗吐下后的变证
145	谵语	162	误下
146	呕吐	163	痞
		164	恶寒 痞

条文号	分类
165	下利
166	心下满　心中满　吐法
167	结胸
168	渴
169	渴
170	渴
171	和法
172	下利　呕吐
173	呕吐
174	温法
175	恶风
176	清法
177	悸　补法
178	病机
179	不大便
180	阳明病
181	汗吐下后的变证
182	阳明病　发热　自汗

条文号	分类
183	恶寒
184	恶寒
185	呕吐
186	阳明病　病机
187	小便与发黄　发黄
188	病机
189	误下
190	病机
191	不能食
192	自汗
193	病机
194	不能食　哕
195	小便与发黄　发黄
196	无汗
197	无汗
198	头眩
199	小便与发黄　懊憹　发黄
200	小便与发黄　发黄

条文号	分类
201	潮热
202	衄血
203	自汗　小便不利　不大便
204	呕吐　治法举要
205	心下满
206	小便与发黄　发黄
207	烦躁
208	恶寒　潮热　腹满　不大便
209	潮热　不大便
210	谵语
211	谵语
212	阳明病　不大便　谵语
213	自汗　不大便　谵语
214	潮热　不大便　谵语
215	不能食
216	谵语

条文号	分类
217	谵语
218	不大便　谵语
219	谵语
220	潮热　不大便　谵语
221	发热　懊恼
222	渴
223	发热　小便不利
224	阳明病　治法举要
225	下利
226	不能食　哕
227	衄血
228	懊恼
229	潮热　胸胁满
230	胸胁满　呕吐
231	哕　发黄
232	哕
233	小便利
234	恶寒

条文号	分类
235	汗法
236	发热　发黄
237	瘀血
238	烦躁　懊憹
239	不大便　烦躁
240	发热
241	腹满　不大便　烦躁
242	小便不利
243	呕吐
244	小便利　渴
245	不大便
246	病机
247	小便利　不大便
248	发热
249	腹满
250	小便利　不大便
251	不大便　烦躁
252	不大便

条文号	分类
253	自汗　下法
254	腹满　下法
255	腹满　下法
256	下法
257	瘀血
258	便脓血
259	发黄
260	发黄
261	发黄
262	发黄
263	少阳病
264	悸
265	谵语
266	少阳病　胸胁满
267	谵语
268	自汗
269	烦躁　病机
270	能食　病机

条文号	分类
271	病机
272	病机
273	太阴病　腹满
274	病机
275	病机
276	汗法
277	下利　温法
278	小便与发黄
279	腹满
280	不可下
281	少阴病
282	少阴病　小便色白　下利　渴　烦躁
283	自汗
284	谵语
285	不可发汗
286	不可发汗 不可下

条文号	分类
287	下利
288	下利
289	烦躁
290	病机
291	病机
292	发热　下利
293	便脓血
294	无汗　衄血　厥
295	少阴病 下利
296	下利　烦躁
297	头眩　下利
298	烦躁
299	病机
300	下利　烦躁
301	发热
302	汗法
303	烦躁
304	恶寒

条文号	分类	条文号	分类
305	温法	323	温法
306	便脓血	324	吐法　不可吐
307	便脓血	325	下利
308	便脓血	326	渴
309	烦躁	327	病机
310	下利　烦躁　咽痛	328	病机
311	咽痛	329	渴
312	咽痛	330	厥
313	咽痛	331	发热　厥
314	温法	332	能食
315	下利	333	能食
316	下利	334	便脓血
317	下利	335	厥
318	悸　下利	336	厥
319	下利　呕吐　烦躁	337	厥
320	下法	338	厥阴病　厥
321	下利　下法	339	能食　小便色白　便脓血　厥
322	腹满　不大便		

条文号	分类	条文号	分类
340	少腹满　少腹硬	357	下利
341	厥阴病　便脓血　厥	358	下利
342	厥阴病　厥	359	呕吐
343	烦躁　厥	360	下利
344	厥	361	下利
345	下利　厥	362	下利
346	自汗　下利	363	便脓血
347	不可下	364	不可发汗
348	厥	365	下利
349	厥	366	下利
350	厥	367	下利　便脓血
351	厥	368	下利
352	利法	369	下利
353	自汗　下利	370	下利　厥
354	厥	371	下利
355	心中满　心下满　烦躁　吐法	372	下利
356	悸　厥	373	下利　渴
		374	下利　谵语

条文号	分类
375	下利　烦躁
376	呕吐
377	呕吐　厥
378	头痛　呕吐
379	呕吐
380	哕
381	哕
382	霍乱
383	霍乱
384	能食　霍乱
385	下利
386	霍乱
387	汗法
388	发热
389	自汗
390	厥
391	烦躁
392	阴阳易

条文号	分类
393	差后劳复
394	差后劳复
395	差后劳复
396	差后劳复　补法
397	差后劳复
398	差后劳复